眼球運動手冊

父母、老師、老板、孩子、上班族
一起來挑戰！

決戰 視力 1.0

U0065037

作者：**陳艾妮**（眼球運動志工）

王忠輝（《亮眼儀》研發人）

眼球運動手冊、挑戰1.0　　　　　　　　　　　陳艾妮　王忠輝 著

初版：2023年9月　　定價NT$300元

國立中央圖書館出版品預行編目資料

眼球運動手冊、挑戰1.0

陳艾妮　王忠輝 著. -- 初版. 新北市：幸福理念行銷有限公司 2022.11
240面；21×15　公分. --
ISBN　978-986-7800-38-1 (平裝) 定價新台幣 300

1. CST：健康 2. CST：視力　3. CST：環保
　　　　416.7　　　　　　　　　　112012533

發行者：幸福理念行銷有限公司 統編：2512-4416
電話地址：0912-44-22-33 (line)，新北市淡水區鼻頭街19號
銀行帳號：陳蓮涓 華南銀行008忠孝東路分行　120 20 0036815
郵　購：郵政劃撥帳號：1784-2281　陳蓮涓
E-mail：anniechen112233@gmail.com

總代理：旭昇圖書有限公司
電　話 ：02 22451480(代表號)
傳　真 ：02 2245 1479
郵政劃撥：12935041 旭昇圖書有限公司
地　址 ：新北市中和區中山路二段352號2樓
E mail ：s1686688@ms31.hinet.net
旭昇悅讀網　http：/ubooks.tw/

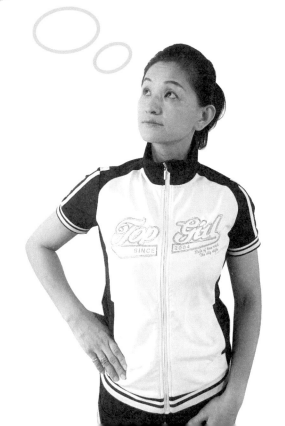

前言

向家長喊話：要重視「學力」更要重視「視力」

家長的任務：讓孩子不要得到近視。

要知道沒有了「視力」，就沒有了「學力」與「學歷」了。

別讓孩子在大學時90%都近視了。

向老師建議：
要幫助孩子正確運用視力

上課之後，教學生做簡易眼球操。

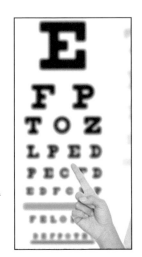

向學生們呼籲：眼力是一切的根本

滿街都是各種學科的補習班，但沒有一家「視力補習班」。

想要一生用手機玩電動？

就要：1/保護自己免於有藍光、紫光光害的光源

2/要學會保護眼睛的「眼球使用&運動」方法；

3/補充必要營養。

提醒3C族：不值得為5斗米犧牲視力

錢沒有了可以再賺，視力沒有了無法買得到，

也無處找得到替代品，不要讓彩色世界變黑白。

眼睛是一個複雜神奇的器官，視力是一門極其深奧的科學，要完全瞭解及徹底解決眼疾是件非常不容易的事。但全世界的視力都在退化中，當前視力惡化的現象，不能等每個人都成為視力專家時才被解決。了解視力危機並做預防，是通識教育的主題，把它融入生活教育，更是父母、老師、老板的當前責任。《眼球使用手冊》及《眼球運動手冊》這2本姐妹書，並不是眼睛科學的專業書，只是分享我們這些為眾生視力惡化現象焦慮的志工，在「視力預防及補救工作」這條路上的故事及心得。只是要提醒大家本來都知道的知識：遠離眼疾的3部曲(遠離有害光源+養成正確使用眼睛的方法+眼睛需要的營養)而已。若想要真正深入了解視力科學、解決眼疾的話，應向專業眼科醫生諮詢，並在書店、網絡上找到相關資訊。在此向各位推薦這幾本專業的書。

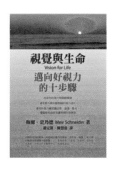 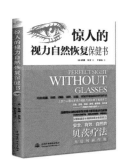 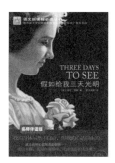

空談無益，我們設定了具體的目標與行動：計劃在2年內推廣《亮眼眼球運動》及《偏鄉視力行動車(眼球健身房)》來幫助至少2萬名學童遠離近視或弱視，這個目的與目標，期盼與父母、教師一起來完成。

陳艾妮 (眼球運動志工)　　王忠輝 (《亮眼儀》研發人)

目錄

眼球運動手冊

眼球運動手冊/決戰視力1.0 /作者 陳艾妮 王忠輝

張序/
聯手打造「亮眼行動」，由改善光源開始 ！

/ 張麗蝶

很榮幸，受邀為陳艾妮老師的新書《眼球運動手冊》寫序，她說，是因為我的CCFL燈讓她覺悟她近年的視力退化的第1個原因，就是她喜歡的室內通明。整屋子的強烈白光，害了她！她說，尤其是2022 年為了趕《淡水100景》的畫展，她竟然買了夜市專用的大燈來用，畫展完成後視力就模糊了，讓她誤以為是要做「白內障」手術了。她說，讀了我的資料，把她嚇了「8」大跳，原來白亮亮的省電燈泡中有藍光之外還有紫光。有高超行動力的她，馬上把工作空間的燈全換成全光譜的CCFL燈，而且她說她要寫書周告天下視力受苦的人，一定要先解決光源問題。

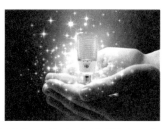

我為何會成為CCFL燈具的經營者？這是神奇的事。2012年時，我是一名金融界的中階主管，因為公司「無紙化」的新決策讓我因工作得了嚴重的乾眼症及飛蚊症。因此造成的嚴重偏頭痛，靠止痛藥過活。我不想讓視網膜剝離發生，我也不想要為退休金而瞎掉，因此毅然決定辭職保住視力。接下來，命運之神就為我安排前程，讓我接觸到台灣製造的CCFL燈。這個燈源是MIT，且是有世界專利的品牌。但這好東西我為什麼之前不知道？為何市面上看不到？買不

到？這個產品在2012年就已得到了國家的《發明創作金牌獎》，但主力外銷，因為國外人懂得它，而國人還不懂）。「初生之犢不怕虎」的我決定：我要為它經營國內的通路，讓別人能和我一樣，用到好的光源來預防視力問題。我們的燈，2012年就一支800多塊錢，現在整個原物料至少漲了20%，現在（2023年）是賣850元。我們面對2大挑戰：1是價格確實貴，2是大部份的消費者並不認識它。但我深具信心，遲早會等到人們意識到光源的重要的一天。蘋果每出一個新機型，就會有「換機潮」，而影響視力至鉅的燈光，也一定會有「換燈潮」的到來。換手機是趕時髦，換燈光卻是保健康，何輕何重，不辯自明。

長年有志於「眼球復健」的王忠輝總總，和文壇前輩陳艾妮真是有心，聯手出版的新書，也把光源問題納入重要內容。當我聽到他們的共同目標是：2年內至少幫助2萬個孩子做《亮眼儀》的運動，我深深被感動。因此，我當然也很願意成為解決視力問題的團隊之一。我也發願，要幫2萬個家庭全面換上不再傷害家人、幫助老人和學童的健康光源。在「換燈潮」的到來前，我們要聯手推動「亮眼行動」，由改善光源開始。我的光源和王總、艾姐的眼球運動，要幫助大家找回健康視力，享受美麗新「視」界。

張麗蝶　T1照明科技股份有限公司董事長
寫於　台灣台中　2023年8月9日

自序/
做一個永遠的美人：追求「明眸皓齒」

/ 陳艾妮

近年來，進行著其實很難貫徹的「斷捨離」。原先藏書數千本，準備「老來退休時」就可以好好地看，但有一天我突然覺悟：若把它們都看完？我肯定也就瞎了。還有，鐵櫃當中還有那麼多的、從小累積、搬家都沒丟的一堆破紙上的寫作靈感、寫作題材，若不要把靈感寫出來，它們豈不是廢紙一堆？但我覺悟：如果沒有了眼力，對已經寫了100多本書的我而言，再多出版一本書有什麼意義？人生還有許多非寫不可的書、非畫不可的畫，若是扼止我的創作慾，那就是人生的最大痛苦。創作就是我的生命，寫書與繪畫都是我的宿命。我有如井噴的創作慾，由閱讀、收集資料、構思、提筆、編輯、美工、校對、行銷、畫草圖、落筆著色、修圖……這些細節苦工，無一不是要大量用到眼力。但，我的眼睛讓我覺悟：書和影片，是看不完的；出版書，更是永遠不缺靈感的我寫不完的；而，我的眼睛只有這兩顆，無法更新，買不到替換。若失去視力，就算能進入暢銷書排行榜、成為在世最貴畫家、成為億萬富翁、得到「諾貝爾文學獎」，但若賠上視力，我也寧願不要。再多的金錢，再了不起的獎項買不到一顆眼球！千億身價的蘋果賈伯斯死於癌症，名利有何用？雖然創作是我的生命，但它沒有偉大到我願意為它失去健康及光明，我不能讓我的天賦害到我。千金難買早知道，萬金難買後悔藥，再

多的錢與榮耀有何意義？多少人等問題發生後再來後悔，我要先知先覺，我懂得「菩薩畏因，眾生畏果」，我不要見到棺材才掉淚。

我驚醒了，我的書、演講都說要把人生、婚姻看清楚，但如果我自己連「看」都做不到，如何「看清楚」這些事？想清楚了這些道理，我只能用不寒而慄來形容：嚇醒了，於是全捨了。我決定保留眼力，只為那些非寫非看不可的事用眼睛，而可寫可不寫、不必寫的書、不必看的，就該離開我的視線。我對「寫什麼、看什麼」有了清楚的抉擇。

我常說「不做，比做更重要、更須要智慧」，近年最重要的一件「不做」的事，就是我一直抗拒的「白內障手術」。我這一生想要不「開刀」，就是要抗拒侵入式的動作，當年生老大兒子時是必須剖腹的「坐胎」，我竟能堅持自然生產而逃過一關。這幾年我在努力逃避推延的一件事，就是去做「人工水晶體置換」手術。感恩戴著近視眼鏡幾十年，眼睛幫我完成了許多工作。但，歲月不饒人，近年來感覺視力快速模糊，尤其是右眼的模糊度持續增加。4年前我就感到：被逼去做白內障摘除手術的日子可能不遠了。我的眼睛已快不理我了，它已用模糊對我發出無言但有力的抗議……即使我用它來做的事都是對的。曾經，我在上電視時不斷地眨眼，被導播提醒說我形象不佳，我知道，我的視力若繼續惡化，我的事業壽命就得畫上休止符了……既然這輩子決定要創作到人生的最後一天，當務之急，就只剩下一個任務：搶

救、保護我的視力能一直堪用。其實我之前是有注意護眼的，我
這個拼命三娘行動派，還去學過《百步穿楊》氣功。為了研究長
壽健康，我找到雲南巴馬長壽村的食譜，發現許多活到100多歲
的人瑞，還可以上山砍材，穿針引線，看報讀書……重點是他們
的眼睛十分健康，令我好羨慕，我認為是因為他們的營養還很原
始充足、不必讀這麼多的書，也沒有電視、電腦及手機等過度使
用的光害。我本來就在做的走路、泡湯、做瑜珈、練氣與呼吸都
是有用的，但視力這一塊我沒有對策。

這幾年，陸續看過6個眼科都被很「熱心」地介紹「自費的水晶
體」價格，也曾被安排手術時間。有一個眼科醫師最積極，直接
對我說「妳很幸運，我下午就有空，妳下午就來做手術，可以省
下健保掛號費及檢驗時間。」但我沒心動，我堅持著我的抗拒，
沒立即「聽話」。因為我聽到的說法不一，有的說「妳的右眼是
半熟，可以開刀了」，有的說「妳再不做就太晚了」，但我去大
醫院又聽到「妳開白內障？還早著呢，半年後再來看看吧」……
奇怪，怎麼說法不一呢？有沒有可能誤判呢？所以我繼續抱著
「不要置入一個外來物到眼睛裡」的期望而一直拖一直拖……於
是，吸引力法則又出現了！上天就在此時派了一個天使來幫助我
了：研發《眼球運動儀器/亮眼儀》的王忠輝以檢測視力數萬人的
經歷，他告訴我：我完全沒有白內障，黃斑部竟然也健康，我的
模糊現象也不是近視問題，而是嚴重老花。接著，運用他的簡單
訓練眼球運動的儀器，快速地在20天裡將我的老花眼由500降到

270與280。這事對我而言是無比的重要，因為視力是我的「事業線」，若視力惡化沒有得到立即的緩解，我一切的才華、抱負，就得全部歸零。

感謝王總及時出現，我開始積極認真研究護眼學問：白內障、視網膜剝離、眼睛中風、營養學、人體工學、眼球知識等。我知道，我必須要積極搶救保護我尚存的體力及視力。我開始關注等護眼的常識、營養及方法。從此，凡是對健康、對眼睛有幫助的，我跑第一個，我把搶救視力當做急如星火的當務之急。我也因此發現了許多我們對視力的誤解，因而立即在原本就自以為已很健康的生活中做了許多重大的改變。

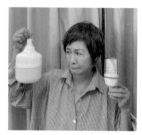

@我竟然無知到用夜市的專用燈(左邊)。

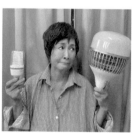

@我竟然蠢到用大賣場的最大號專用燈(右邊)。

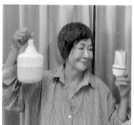

@好在上天派麗蝶讓我改用安全的全光譜燈(右邊)，及時搶救回我可憐的眼球。

接著我要感謝張麗蝶，她讓我明白，一生自以為保健高明的我，竟然在前不久還犯了如此低級的錯誤： 2022 年為了趕《淡水100景》的畫展，我竟然買了夜市專用的大燈來用，先用中號的，覺得還不夠亮，竟用了最大賣場的最大號的燈泡，而且一買

就買了2隻裝在天花板上把我足足「晒」了好幾個月。畫展完成了，我也「晒」成了「黑人」了(害得我後來去花醫美的錢)。更大的代價是，視力也更模糊了。當時我誤以為是做「白內障」手術的日子到了，但麗蝶讓我嚇了「8」大跳的是，我得意的、白亮亮的燈泡中最強的藍光及更可怕紫光才是罪魁禍首。我懂得害怕，我馬上把工作空間的燈全換成全光譜的CCFL燈。原來過去我喜歡家裡燈火通明、燈座比商店還多是嚴重的錯誤。現在我知道不能太暗，但也不能太亮。原來主導周邊暗視力的桿狀細胞有1億3千萬，我們操勞最多的是、主導亮視力的錐狀明視細胞只有500萬。「桿狀暗細胞」比「錐狀明視細胞」又多又強大，我不要再虐待量少的明視細胞，我要讓量大的周邊細胞復活。原本我以為我的工作打字坐姿已很正確，現在才知道只是半調子，我和螢幕的距離遠遠不夠，我立即把螢幕的斜度再壓低，並且貫徹「3個直角」的姿勢、挺直腰桿來保持50公分的距離。坐姿及距離都重新調整，懂得了護眼的3部曲後，我由源頭，也就是「光源」改變起，工作空間的省電燈泡全改成昂貴但低藍光低紫光的「T1冷陰極管全光譜CCFL」燈泡。我再也不敢拼命三娘般整天用眼工作做烏龜，我養成東張西望、眼神飄來飄去、半小時必定起身休息的兔子作息。改善大環境的燈後，我面對不得不面對的電腦，即使不喜歡戴眼鏡，也乖乖戴抗UV、輻射、也抗藍靛紫光的無度數眼鏡，即使這些燈泡及眼鏡都不便宜，但我的眼睛、我的命更貴。我也增加散步與旅行的次數，每周至少參加1次1日遊的小旅行，因為這樣就是強迫自己遠離電腦。整天看遠看風景，如

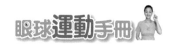

此看電腦手機的時間就大幅減少。眼前,我關心的是眼球的變形是否已到了不可逆的極限、瞳孔是否還能伸縮自如⋯⋯這比政治選情、股市行情、房市漲跌更值得我關注。人說:「休息,是為了能走更遠的路。」而我說:「休息,是為了明天還能走路。」而眼睛一定要休息,為的是「明天的眼睛還能看東西」,所以每天認真地做王總教我的眼球運動。我早就不再追求名利,現在只求保住視力,擺脫眼疾的惡化威脅。

問我為什麼追求視力健康能這麼貫徹?實話報告,另一個重大原因,就是我超級愛美。斷捨離,捨了數千本書及許多沒有用的東西,但捨不掉的就是「愛美」的心。我送走了12大箱的衣服,但還有留下足足一間半房間的衣服,每次出門還是會買擺不下的新衣服。沒辦法,我就是愛漂亮。要漂亮,就得要有明亮的眼睛。我每次拍團體照,都被朋友責怪:「就妳的眼睛最大最亮,像銅鈴一樣。」我認為這並不偶然,眼睛明亮是我長年努力保健、內外統一的結果。眼睛是第一印象的致勝關鍵,只有五官端正是不夠的,有傳情的眼神表情,臉部表情就自然生動漂亮,才能給人鮮活明亮的印象。我們總以眼神銳利或是好眼力來形容一個人的神韻和敏銳度,眉目傳情遠勝千言萬語,因為它呈現的是內在心境及健康狀況,無法做假。還有,唯有眼腦並用,雙眸才會有一股力量,因為眼睛就是靈魂之窗。若視力變差,大腦就會變得遲鈍。眼力渙散的人,肯定精神不佳、神情黯淡,表情肌肉不協調,甚至是五官歪斜。大小眼、視差大的人,更可能出現左右眼的大

小尺寸差距大，因而看起來很怪異。愛漂亮的我，一定不能讓眼睛出問題而使我變醜，所以我為了漂亮也要全力保健眼睛。我就是要美美的活到老，這一生，不奢求一雙「火眼金睛」，但會一直朝向「明眸皓齒」的目標努力。我寫了《做一個永遠的美人》《我就這樣過了「衣」生(出色打扮手冊)》這樣的的書，就因為太多人問我，你為什麼看起來這樣有精神，你穿的衣服在哪買的？可以教我怎麼打扮嗎？……大家沒想到，我的美麗秘訣，首先就是「視力保健」。

我找到了與3C產品共存的方法，它就成為我的志業，眾生面對人體的VDT(visual display terminal視覺顯示終端機)作業衍生出嚴重的健康問題，我豈可置之不理？其實我早就投入視障公益，我曾在台視主持《妙語如珠》節目，有一季全是訪問各種障礙團體，最後感覺視障朋友最辛苦。聽力、嗅覺、牙齒、肢體有問題，日子還可以過，而視障則是連生活行動都是問題。所以我以義畫幫《導盲犬協會》及《1919》偏鄉陪讀計劃募款，目標要募到興建導盲犬訓練場的經費及小朋友的陪讀名額。既然天賜我無師自通的文筆及繪畫天份，我就得回饋老天爺的賞飯吃，方法就是用我的視力(寫作繪畫)來貢獻社會，所以只要我有呼吸，我就會繼續寫有用的書，及畫更多幫助公益單位的畫作。但與王忠輝研發的《眼球運動儀器》相比，我之前的付出真的太有限了，簡直是「小巫見大巫」。既然發現了有更有效的工具，我當然也要成為推動「眼球訓練」運動的志工。「工欲善其事，必先利其器」，視力

就是學力、能力、生存力，想要有這些能力，空談冥想無用，必須用對方法及工具。我在學校數千場的《笑能家教》課程將把視力保健也加入子題，我要向家長喊話：「眼睛度數比分數重要」。

由根本來看，大部份現代人的病，本來都不是病，都始於「生活壞習慣」及「營養缺乏症」，尤其是眼睛問題，更是如此。現在我了解：少看或不看近距離的東西，只是消極的、不增加眼睛的疲倦而已，對保健視力、強化視力並無立即效果，還得有積極的「光源保護」及「眼球運動」。這本書，就是我尋求並找到解決方案的報告書。我感謝科技研發者給我們3C產品，但如何保命保視力，我們得自己想辦法。我一生的習慣，懶得發洩情緒，不愛「解釋問題」，喜歡直接「解決問題」，我的每本書和演講都以「解決問題」為目的。既然我的人生原則是「眾生有病我有病」，每個人一生至少會患上的視力疾病，我就該發揮我「廣播電台」的性格，以視力教育為己任。因此，尋找能維護視力的方法，與無害光源就是我的保命功課，也是我可以分享給大家的寶貴資訊。

我非常驚訝，全台連鎖品牌加起來已有5千多家眼鏡行，數量超過單家超商，可見市場多大，而眾所周知，眼鏡行配鏡的利潤空間夠大，有上萬價格的商品。街上的眼科也林立；幫助移植眼角膜的組織也國際化。唯有王忠輝這個小小的眼鏡行老闆，竟不急著賺賣鏡片的錢，而是志在研發幫人不要戴眼鏡的工具？他無懼自己欠缺背景、財力、技術而義無反顧地投入眼球保健事業，讓

人敬佩這樣的勇氣。是什麼動力在支持王總走這條路？如何用工具來搶救視力？王忠輝寫的《眼球使用手冊》會給我們答案。而我們同步出版的這本書《眼球運動手冊》則是具體提出保健方法。因「眼球概念股」致富、因眼疾而就業的人口這麼多，我呼籲大家一起來共襄盛舉：投入保健視力的歷史性任務。

《眼球使用手冊》及《眼球運動手冊》出版的目的，除了要再次提醒大家本來都知道的知識：遠離眼疾的3部曲(遠離有害光源+養成正確使用眼睛的方法+眼睛需要的營養)外，更設定了具體的目標與行動：計劃在2年內推廣《亮眼眼球運動》及《偏鄉視力行動車》來幫助至少2萬名學童遠離近視弱視。這個目的與目標，期盼與父母、教師一起來完成。我寫了100多本書，每本都是針對一個問題而寫，我不空談，只寫有解決方案的主題。文以載道，也載工具。我們已有可預防眼疾的工具及方法，就不要再等待。讓我們的眼睛亮起來，搶救視力，此正其時！想要維持視力健康的人，這2本書就是最佳工具書，請大家一起把這些資訊「廣播、傳播」出去。視力影響經濟及國家生產力、競爭力，推動視力保健，比任何運動都來得重要。本書趕在2023年10月12日《世界視覺日》前出版，志在邀請大家一起來推動「眼球運動」！

陳艾妮　華人世界寫書演講繪畫最多女作家
寫於《海角19號》2023年8月12日
2023年10月12日《世界視覺日》前

自序/
保健我們的靈魂之窗：瞳孔

/ 王忠輝

眼睛是人生的調色盤，失去了色彩視力的話，人生就變成黑白的了。唯有維護視力的健康，人生才是彩色的，才擁有追逐五光十色的條件。手機裡是彩色，但會讓人的眼睛世界變成黑白。

這真是現代人的幸與不幸：3C產品讓「秀才不出門能知天下事」，拿起手機就可以接收到許多的訊息，但是這樣的資訊爆炸，也苦了眼睛，讓它受到過去的100倍之多的壓力。因為眼力的透支與藍光帶來了眼睛的疾病：青光眼、深度近視、視網膜剝離，且是年輕人都會「中獎」，讓彩色世界變黑白。強勢的手機跟電腦攝取人的靈魂，讓人活在別人的人生故事裡，變成只有空殼、沒有靈魂的一個軀體。我們在捷運上和公車上，會看到有人手拿著手機、臉貼在上面睡著了。被電腦手機引導的人，徒有知識卻被牽著鼻子走而失去自己的意志力及行動力。禍不單行，因為病毒來襲，疫情讓大家長達3年多整天抱著手機、在家上課、在網路商場「逛街」購物或追劇，加速了把眼睛搞壞的速度，結果是讓醫院的眼科門診與回診，都是人滿為患，當前，我們面對的是空前的視力危機。

我們看到滿街的護眼聖經寶典書本、幫眼鏡族配最新穎眼鏡的眼鏡行、幫視疾的人做手術的眼科醫院……但我們的眼疾比率還是節節升高？當3C產品大發利市時，我們的眼睛付出了如此慘痛的代價。上門眼鏡行的都是有眼疾的人，我聽了太多痛苦的心情與「慘案」故事，我為有眼疾的人憂心。視力問題的成本是多少？眼睛生病時誰來買單？誰付代價？眼疾普遍不是個人問題，是社會問題、國力危機。在健保之下，有朝一日要依賴政府及醫療機構提供的治療方法，即使有保險全額支付也並非好事。

你知道嗎？台灣有6萬多視障人口(其中一半是65歲以上老人)活在孤獨裡，只能在點字書與各種聲音裡找與世界的連接。我認為重新做檢測確認視力真實狀況，及試著用眼球運動回復一些視力，對他們才是最具體的幫助。目前的幼童近視弱視比率如此的高，他們要面對一生戴眼鏡的命運嗎？都說寧可罹癌也不要失明，因為前者可治療，後者不可逆，那麼就要開始採取行動。「制心一處,無事不辦」，康復我們的眼睛要靠自己，只有靠自己不讓有毀滅性的眼疾發生。這事如果你不幫助你自己，還有誰能幫助你呢？一生維持好視力的工作，只有你自己能做到。當電視裡報導的是經濟指數、生產指數、GDP數字、烏俄戰爭的武器數量時，為了自己你應該先關心你的眼睛度數及眼壓指數。「知識就是力量」這句話是不對的，現代人的知識取得太方便了，人人的知識都太

豐富了，但只有知識卻沒有行動，就是沒有力量的。視力問題，是全面性的問題，而瞳孔是關鍵，因為我累積數萬人的檢測經驗，發現大部份的人瞳孔已無法正常縮放了。我們的靈魂之窗，通常指的是眼睛，但更精確的說，我認為「靈魂之窗」指的就是「瞳孔」。訓練瞳孔就是訓練眼睛，也是訓練大腦。解決瞳孔等視力問題，是全民的當務之急。

其實各種眼球訓練早就有，但以我臨床數萬個人的經驗，教了100個人可能只有1個會認真去做，其他的人寧可直接換眼鏡或點眼藥水。若要行動，「工欲善其事，必先利其器」，我深信只有工具才能幫助最多人。想想健身房裡幫助體能、減肥的各種機器、儀器這麼多，為何健身房裡就沒有一台儀器是幫眼睛運動的？肩頸酸痛都去「足浴店」，而眼睛酸痛呢？我沒有能力「發明」，但綜合所知，我能「發現」並「組合」了有效工具。運動就是生命！研發能訓練眼球、瞳孔的「運動工具」就是我的使命，這就是我一生我努力要完成的事。研發路上深深體悟：我並沒「發明」什麼，一切都是以敬畏的心情「發現」大自然的神奇及人體的功能。我們要馬上採用正確的用眼方式，並用有效的運動

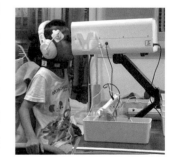

@搶救幼童視力要及時

及工具來幫助眼睛回復健康。我們不要再等待！為眼球運動研發儀器，有如過河卒子，幫一個算一個，我無怨無悔地做這件事。

我當然希望人人能保持視力1.5，但我知道這是個奢望，所以我設定的目標是1.0，今生我的人生任務，就是要和大家一起來決戰視力1.0，希望在2年內推廣《亮眼眼球運動》及《偏鄉視力行動車》來幫助2萬名學童遠離近視弱視。維護視力是每個人的權利與責任，決戰視力1.0，保健眼睛靠自己。在視力還可逆之前，讓我們用簡單有效的眼球運動來讓眼睛亮起來。搶救視力，此正其時！

王忠輝 《眼球運動志工》
寫於 新北市八里河岸邊蟬鳴聲中
2023年8月6日

1

視疾警訊

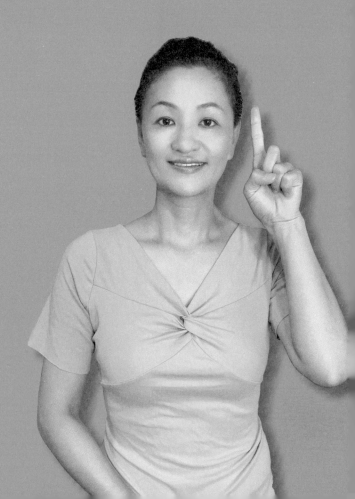

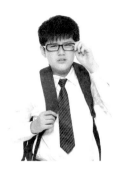
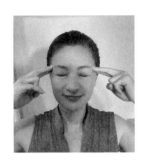

大敵當前，視力健康遭遇空前諸多的挑戰，因為我們的視力正面對以下這麼多的危機。失去健康的人就能深深體會到健康的可貴，也唯有失明的人才能深深體會到視覺的可貴。在發生不幸之前，讓我們一一察覺有哪些危機：

全世界的「流行病」

《世界衛生組織》總幹事譚德塞博士署名的、2020年日內瓦的官方報告裡開門見山就指出：「只要活得久，一生至少會患上一種眼病」。早在2019年，世界衛生組織就發佈《世界視力報告》，指出全球至少有22億人視力受損或失明，其中至少有10億人的視力損傷問題本可預防。眼疾不只是個人生活上的不方便，眼疾人數劇增造成的是經濟損失。若全球有22億人視力受損，那麼眼疾這個流行病的普及比「新冠病毒」更高。眼病患者女性多於男性，中老年群體高於青少年。同樣高發的近視性視網膜病變、青光眼、糖網等病都伴隨終身、且治療難度大。當視力問題成流行病時，可預期影響整個地球及個人的性格及幸福指數。

文明病應被重新定義

使用3C產品時,我們會累積我們不覺察的「隱形勞損(我稱為慢性深度疲勞)」,這是一種最糟的操勞:眼睛的新陳代謝症候群。我們用公斤來表示超重的體重,而眼睛的屈光度數、近視、散光度數,就是眼睛超過負荷的數字。但對自己的血糖值每日關心的人,卻沒有每日查驗自己的眼疾度數。過去對文明病(又稱都市病、富貴病)的定義,是工業化及人類活得更長壽時會產生的病,比如:阿茲海默症、動脈硬化、腫瘤、肝硬化之慢性肝病、慢性阻塞性肺病、2型糖尿病、心臟病、慢性腎衰竭之腎炎、骨質疏鬆症、中風及肥胖症等。但這種歸類已落伍了,科技已帶來新的、更普遍的文明病,比如肥胖、痠痛貼布不離身的腰痠背痛、視力模糊……它們對身體造成了慢性傷害及立即痛苦。曾有調查,當前居冠的疾病是32%的人「全身痠痛」;30%的人有代謝變差的「肥胖/水腫」,其中以長期久坐的上班族佔比最高;排名第3的就是22%手機電腦帶來的可怕產物「3C眼」,比如「眼睛不舒服」的眼睛痠澀、飛蚊症等。。新的文明病、近視合併症的人突然暴,第4~10名依序為:過敏20%,腸胃不適17%,失眠13%,便秘11%,頭痛9%,口臭8%,牙疼8%。也就是說,我們還沒得到阿茲海默症、動脈硬化、腫瘤、肝病、肺病、2型糖尿病、心臟病、腎炎、骨質疏鬆症等病前,可能已先有上述的新文明病。而其中排第3名的,就是視力問題。文明病的清單,已重新定義了。

視力決定人的存在感 ▌ 人的存在以視力為基礎，因為視覺是人類最主要的感官，新生兒依靠視覺辨認自己的母親並與母親建立存在感，幼兒依靠視覺掌握平衡並學會走路；學生依靠視覺上學、讀書和學習；每個人的工作事業都靠視覺……若失去視覺，人與人、與世界的關係就失去依靠。視覺是5種感官中最主要的感官，學習與交流，在學會說話和寫字前，全靠視線與聽覺，手勢和面部表情是全世界溝通無障礙的非語言傳播媒介，也是人際交流與交往、及社會互動的主要組成部分。政治、經濟、教育、體育、運動、媒體……所有當代生活都是圍繞著視覺依存的。人生要獲得成功，必須要有良好的視力。

幼童的 3C褓姆危機 ▌ 危害下一代的「3C褓姆」趨勢！以前父母用糖果、故事書、童話卡帶來哄小孩、陪伴幼童，後來是用卡通片、電視節目，現在是直接用平板、手機來讓小孩安靜不吵鬧。當前已有幼稚園用大螢幕或平板教小孩課程或講故事，因為小孩一看大屏幕、一玩ipad，一面對聲光就安靜了。家長老師抵擋不住這個潮流，就用視屏的藍光來「養」小孩、「哄」幼童。幼童的視力被破壞，由嬰兒期開始。拍照狂的父母，在孩子一出生就用閃光燈拍他，真是從小就「寶寶怕怕」。手機裡的影像太精彩，大人小孩都無法抗拒。現在又有大數據，電腦手機裡跳出來的肯定都是你喜歡且會專注的主題，人們的資訊吸收都變成「隧道型」的。視覺提供大腦解讀我們人生的資訊，我們接收的訊息畫面會決定我們的價值觀，眼睛給大腦皮層的刺激吸收

率高達83%。而有誰來告訴普羅大眾，這些舖天蓋地、似不經意而隨意的訊息接收，會帶來各種可怕嚴重的眼疾？7歲以下幼兒及50歲以上的人，視網膜都是很脆弱的，都該被保護。面對「3C褓姆」的危害，誰來保護無知的小孩？

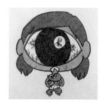

學童視力危機 █
近視就是疾病，不是配眼鏡就沒事了。學童近視問題已非常嚴重，國民健康署2018年曾委託台大醫院團隊執行「兒童青少年視力監測調查」，發現國小各年級平均近視比率上升，尤其小2上升到38.7%、小6上升到70.6%、 而國3已達89.3%。更可怕的是高度近視比率(度數>500度)是小6有10.3%、國3有28.0%、高3 已達35.7%。專家預言，孩童每半年增加75度的近視度數，由童年開始的不良坐姿與用眼習慣，讓這些近視小孩將來都成為「早發性糖尿病 」的候選人。兒童近視正以「3倍加速」惡化當中，兒童近視的惡化速度比成人快2至3倍;尤其是小學畢業的前後3年期間惡化速度最快。當前的視力減退與傳統的近視不同，可稱為「3C近視」，我們可預期這些產品的螢幕會愈來愈小，而我們使用的時間會愈來愈長。我們若參考大陸的數據：眼病患病數總體呈上升趨勢，2019年，患者人數達到近2.1億，相比1990年增加了134.6%，其中最多的是第1名73.1%的人，近視力喪失(指個體看清91cm範圍內的物體有困難，但能看清遠距離物體)，其次是屈光性眼病和白內障。2021年全球兒童青少年近視的患病率已超60%，若不有效遏制，未來將達到11

億。他們世界衛生組織（WHO）2021年12月21月日資料顯示，世界各國近視盛行率介於8%~62%間，3C成癮與過度近距離用眼是各國都一樣的，但台灣18歲以下近視率卻高達85%，為世界第行一。8至18歲是近視的高危險群，若在1年內換2至3副眼鏡，代表孩子的視力已急速惡化。許多小學高年級的孩子已經是「深度」近視患者，如果置之不理,孩子會演變成「高深度」近視。當屈光度達到負9的「深度」近視的話,情況就相當危急。等這個孩子長大出社會時,很可能會幾乎看不見東西了,非常可怕。有愈來愈多20、30歲年輕人的眼力，已經和以前的40、50歲的人差不多。無知的父母竟忙著要求孩子專心考試追求分數，並不知道把書讀好的代價是這麼大……經常有父母說：「我們家孩子最近眼睛突然變差，現在視力只剩0.1。」用「突然」就不對了，因為視力壞掉，是錯誤用眼習慣的持續、是「日積月累」的長期結果。就像我們常說某人「突然得了癌症」，其實正確說法是「終於爆發了癌症」。孩子無知，大人有責任，父母師長要教孩子幫助自己免於眼疾。

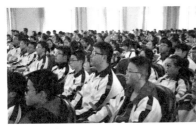

@四眼田雞王國

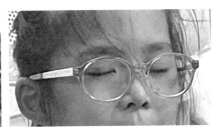

@因視力而受苦的小孩。

越來越像外星人ET的年輕人

台灣擁有許多的第1，離婚第1，生育力低第1，學生近視率也第1。台灣戴眼鏡人口也是世界第1，滿街都是眼鏡店，因為有越來越早、度數越來越高的近視眼新族群。新一代很幸運，一出生就用手機，學習無障礙。他們也很不幸，一出生就受視力傷害。現代課業繁重的孩子，讀書時用到眼睛，而休閒活動時看電視看手機玩遊戲機，還是用眼睛。還有這些活動都讓孩子晚睡，當前孩童視力減退的主因之一,應該也和晚睡有關。我曾去越南旅行，發現街上很少人戴眼鏡，猜想除了他們常吃富含葉黃素的木鱉果以外，還因為他們的教育沒我們這樣普及，不是每個小孩都有機會從小整天讀書，也沒有用手機用電腦的條件。以前的孩子下課後，會去打球、有機會在戶外活動,朝氣蓬勃地遊玩。現代的孩子，住在公寓裡，沒有機會、沒有地方用到四肢，缺乏運動。於是，就造成了「四體不勤，五穀不分，雙眼發達(但可能早衰)」的下一代。常說這一代就越來越像外星人 ET：身體萎縮，但頭與眼睛(鏡片)很大。這樣的外星人，當然很早就會有近視及假性近視。特別因為孩子的眼睛較小，看書、看電腦都是近距離,過度用中區視線，還會邊緣視線退化。本來調整焦點靠邊緣視力，過度的用中區視線，當然會造成眼壓上升(青光眼的源起)。「弱視」就等於「弱勢」，不懂得珍惜自己視力的人怎麼會有好成績？這些基本常識孩子怎麼會懂？若大人不知道，小朋友更不知道視力有多重要、靈魂之窗是怎麼被毀的。視

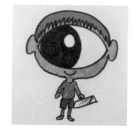

力不該毀在學童期，保健不能等長大，教育正確的認知要從小做起，視力保健教育小朋友是家長、學校、社會的責任。

3010在學校難執行 ▎

到稚園及國小進行視力檢測，一個班級裡大概就是2到3個會有弱視。其他本來視力健康的孩子到學校後開始近距離寫字、看書、看手機，開始就消耗本錢，把「視力存摺」用完。在我們的小時候，被規定1天只能看30分鐘的電視,而且1個星期只能看2次。現在大人小孩都人手一機、24小時都可以看，勢不可擋。現在小孩大多數都是在房間、教室裡盯著小小的螢幕,只要動動手指頭來做功課或玩遊戲，根本沒有運動量。官方提倡的3010，要求學生上課30分鐘後一定要有10分鐘休息、下課10分鐘要學生不要留在教室，要清空出去活動……但上課時間常就已超過30分鐘。在國小，還可以管控手機，初、高中、大學生根本上課就是在用手機，老師也管不到。新聞裡看到，有些學校已成立愛眼媽媽義工隊，指導學生做愛眼操，跟著錄音帶與錄影帶做眼球運動，帶學生多做戶外運動。國小學生視力不良，大都種因於幼稚園時代就用眼不當，因此視力保健應由幼稚園做起。有些幼稚園甚至訓練教師能為幼兒進行初步視力篩檢，以便提早矯治。有人建議延長下課時間，目的在減少學童近距離用眼的總時間量。這都是非常好的消息，但問題是，不是每間學校都能貫徹，3010很難普及與持續，還有，在家裡能延續嗎？有的學校在下課時間依舊讓學生接觸教室的電腦、班級的圖書櫃、剪報等，不利眼睛的保健。曾異想天開地提議，是否可以

在上課時不須要看，只須要聽，讓學生做「閉眼晒陽光(一面聽課一面閉著眼睛左右轉頭曬太陽)」的眼球運動；或是在上課時間，設計讓學生只利用耳朵學習的時段，比如閉眼用心聽音樂或聽教師講課等，讓學生在放鬆的狀態中學習……這些想法，聽到的每個人都笑說，真是太天真了。目睹學生視力不良的逐年增加，我們應發起拯救學童視力的運動，

沒有真實畫面：欠缺專注力&判別力

我們「看」到的，會成為我們思考、行動、大腦的養份。常看真實不虛的實景實物，才會讓心靈的真正的感動。要真正到現場,呼吸現場的空氣,體會現場的氛圍，才可以說是「真正的看到」。現在有很多人，都是對著螢幕看排山倒海、但都是經過合成剪輯、甚至造假的訊息或畫面。明明看到的是假的,還沾沾自喜覺得很滿足。為什麼旅行時你看一整天的風景不會累，但看手機就會累？因為：真實的物體是立體的，但螢幕上的畫面都是二度空間的假相，眼球解讀它們是很費力的，現代社會充斥著會讓我們視力減退的東西。現在的小孩,大部分都是看電視或電腦的畫面而「以為自己去過了、看過了」、就認為不必到現場了。若全是透過電視或網路畫面看到的，等於「沒看到」。若看到的是錯誤的、扭曲的、不真實的、有害的資訊或畫面，更會扭曲你的人生觀。電腦手機裡的資訊有許多是不完整的、甚至是偽知識、更多的是浮誇的娛樂內容。「媒體決定內容，內容決定價值」，在父母和老師還來不及教好小孩前，臉書抖音裡的陌生人已強勢地教育了我們的孩

子，更別提2023年出現的AI，更可能完全誤導了我們。看東西隨意的人，會欠缺專注力，它本是人人在嬰兒期都擁有的能力,但是隨著成人以後,各種雜念干擾令人分神。更何況，電動遊戲裡充滿著打殺及搏鬥，導致在遊戲中長大的下一代有些孩子冷血無感。透過指尖操縱遙控器的遊樂器已成為主流，在遊戲中以殺人無數為榮，對血流成河無感，把槍擊視同英雄行為，造成捷運命案裡「鄭捷」這種怪物。

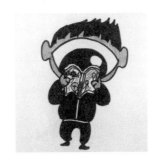

成績差就代表該去補習？

功課不好的孩子被誤會不用功，結果被帶去補習，更惡化近視。傳統認為「戴眼鏡的人就是頭腦聰明又用功的人」，無知的大人只看到孩子的分數，卻沒有看到他們視力的惡化。要知道，學習能力下滑的原因之一可能是「視力惡化」，因為眼腦是一體的。93%的訊息接收靠視力，看東西、聽東西、聞味道……這些訊息都會刺激大腦，然後大腦會以這些訊息為基礎去加以思考，接著讓身體做出動作，在這當中，以「看」這個動作蒐集的占比最高。而視力差的孩子注意力、記憶力、判斷力、理解力、認知力當然也差，結果行動變遲鈍,學習能力與運動能力也走下坡。成績不好，原因可能是「視力惡化」而非不聰明不努力。在歐美國家,一旦察覺孩童成績或運動能力下滑，馬上會聯想「是不是視力出狀況了」，而亞洲國家則是責備孩子不用功，家長的反應竟是「送去補習班」，這樣反而增

加孩子心理負擔且讓他更害怕學習。到補習班像沙丁魚般惡補的孩子，有6成以上視力更惡化，反而對成績沒有幫助。40年前,亞洲兒童的學習力在全球排名總是名列前矛,經常拿冠軍,最差也在3名內。但自從補習班充斥、手機手遊普遍後表現就一落千丈。曾有機構幫成績差的孩子們做視力訓練,結果每個人的成績都進步了。

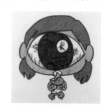

學業如猛獸、電視手機如洪水 ▍

古人只有少數人有機會讀書，而我們的下一代，個個都要接受義務教育，得經過小學、初中、高中、大學的漫長讀書及考試　程。過去都說是考試和電視讓學生近視，漫長的學習過程，在拿到大學文憑之前，眼睛被學業控制。現在除考卷外，還有大量的遊戲、電視節目。每個家庭裡，從早期一條巷子只有一家有電視，到現在家家有電視，且有很多台，可能餐廳、客廳、廚房、每個人的房間、廚房都各有一台。每屋有電視，每桌有電腦，人手一機，它們形同我們的連體嬰，甚至有如器官般隨身貼身。以前家長怪罪電視讓孩子們得了近視眼，如今，更凶猛的是平板和手機。學業如猛獸已很可怕，但電視手機如洪水更恐怖。

沒有警覺：資訊泛濫 ▍

曾幾何時，我們的變化如此大。富足的時代裡，家家房房有電視或電腦,甚至還有豪華家庭電影院。走在大街上,巨大的螢幕牆不停的播放著廣告與新聞,連電梯間也不放過。在學校,孩子們的課業要求使用電腦的年齡也逐漸

下降。現已是「手持」的聲光電子設備時代，電影、音樂隨時上線。沈浸式的聲光世界，讓人完全沒有放空、休息與無聊的時間。要找到一處完全沒有聲光設備之地,幾乎是不可能的事。在「眼球概念股」時代裡，幾乎主要的商機都以「吸睛」為主，大賺其錢的電影、電視、手機、電腦、化粧品保養品、美容整型業……還有，因為顏值而成名致富的藝人、網美……，它們與他們，無一不是靠著畫面在致富。無論是商品還是人物，都在抓我們的眼睛，耗我們的時間，賺我們的錢，讓我們的視力加速受

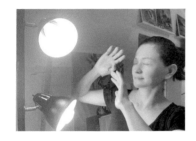

損。不必要的資訊,像垃圾食物一樣成災。1天吃3次速食、持續1個月保證會肥胖、抑鬱、肝臟發炎，那麼，每天看速食資訊呢？孩子們早早成為四眼田雞。

對24小時的光害後知後覺

手機的智能化及輕便小巧，平板ipad 的方便，讓它們形同是我們「長相左右」的器官之一，是我們最親密的生活夥伴。3C用品徹底融入日常生活裡，我們對手機比對寵物還更疼愛，充電寶與充電線比水瓶還重要。對光害無知的人，早上一睜開眼睛，還沒上洗手間，就先要看手機；在睡前的最後一個動作，把燈關了，在黑暗中也是看手機；睡覺時貼身的還是手機。過去，電腦電視不能跟著你走，但現在，手機筆電是24小時緊貼著你。表面上看，我們很幸福，隨時靠著3C產品這些工具就可以接收到許多的訊息，但是相對的，它

們全天候24小時在送給我們藍光，讓我們的眼睛受到的壓力是過去的10-30倍。結果，看了幾天後就記不得情節的連續劇，玩了許多重複的遊戲，造成眼疾患者越來越多。為何滿街眼鏡店？因為近視變得更正常，滿街都是四眼田雞。別看有些人沒有戴眼鏡，其實多半已戴了隱形眼鏡。不但近視、散光、老花眼、眼睛不適、畏光、白內障普遍化，原本少見的青光眼、視網膜剝離案例已越來越多且提早來報到。各種老人眼疾降低發病年齡，已發生在年輕人身上……眼睛未老先衰，在3C時代裡，人們飽受眼疾的威脅。可說是，現代人一不小心，就成了現代的韓愈，有了未老先衰的人生了。

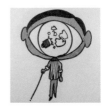

舖天蓋地的藍光泛濫

我們從一出生開始，就用眼睛來看世界，我們若看不見這個世界，這個世界對我們來說便不存在。眼睛，就是我們與彩色世界的橋樑。但是追逐五光十色的代價，就是光的接收過多，視力受損。與我們工作或生活息息相關的電腦、電視、手機、省電燈泡、日光燈等都會放出藍光。大人小孩都與電視遊樂器、掌上型遊戲機、電視、電腦、智慧型手機相伴，太多不必要的資訊進入眼簾，讓我們的眼睛非常疲憊。這樣的資訊爆炸，藍光充斥，讓我們遠離日出而作，日落而息，擁抱光明也享受黑暗的自然日子。這種環境，讓眼睛的水晶體和黃斑部每天都在接收並分辨上千種的光線。它們最害怕的就是藍光，它是眼睛文明病的頭號殺手。藍色衣服不會讓眼睛受到傷害，因

為衣服的藍色，是眼睛映射出的顏色。經由電腦手機反射出來的藍光(青光)，是只見過青山綠水的古人不曾面對過的。即使是宣稱比較不傷眼睛幅射較小的液晶螢幕，它的殺傷力相較於傳統的螢幕，事實上更強，因為液晶螢幕的色相較為鮮豔，藍光也相對較強。藍光穿透時，若眼睛沒有防護就會讓眼睛受到傷害。為了省電人人願意換掉傳統燈泡，但代價是被舖天蓋地的藍光整天照射。許多人不知道除了數位裝置的螢幕外，省電燈泡也會釋放藍光，這代表著我們整天都活在藍光中。資訊的爆炸，讓眼睛受到的空前壓力是過去的無數倍。

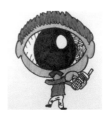

活性氧：光老化問題 ▌

引起眼睛文明病的另一個元兇，就是活性氧〈自由基〉。眼睛就是一個精密的光學儀器，它的疾病根源，就是光老化。日常生活當中因紫外線或環境污染物質、病毒、抽煙、過度的壓力等影響導致體內引發炎症反應時，就會產生大量的活性氧。活性氧會傷害細胞並促進老化，和人體所有的疾病皆有關。來自紫外線或藍色光所產生的活性氧是導致眼睛老化的原因。人類隨著呼吸會吸入氧並自食物製造出能量，即使在這個能量代謝的過程中也會產生活性氧，而眼睛曝曬於紫外線下也會產生活性氧，眼睛的疾病原因幾乎完全與活性氧有關。

3C的火上加油：電腦視覺症候群CVS來襲 ▌

這是新的診斷名稱：CVS(視力症候群、電腦視覺症候群)，指的就是重

複性肌肉操勞的傷害。電腦螢幕上組合成我們所看到的影像小點,中央部分是明亮的,但邊緣極為模糊,大腦由於無法確定像素的焦距,就會無休止地試圖去確認。而眼睛內負責調節進入眼睛光量的虹膜,又因不適當的照明和反光造成虹膜肌肉過勞,可說是雙重傷害。現代人平均每日使用3C的時間高達10.7小時,有32%的年輕人下班後還每日觀看影音超過3小時。長時間近距離緊盯螢幕的狀況下,造成睫狀肌緊繃、眼睛疲勞、屈光加深乾眼,若又在光線不足的環境下觀看影音,會讓白內障提早報到。電腦後出現了兼具電影電視功能的多功能電腦,看節目還可以看重播、可以沒日沒夜的追劇、以前聽個鄧麗君的歌就是巨大享受,現在是與歐美同步看永遠看不完的全球巨星演唱會,追星各國的藝人。唱歌本來是很好的娛樂,以前的人載歌載舞,但自從卡拉OK出現後,唱歌的人,又成為眼睛一直盯著螢幕、站在機器前、在暗暗的房間裡,不看朋友只看歌詞字幕的人。遊覽車上的小電視,品質之差有目共睹,且讓遊客在晃動的車上一看就是幾小時。網咖所提供的電腦螢幕,想當然爾不會是很好的品質。且看,搭捷運的時候,大半的人都緊盯著智慧型手機。前幾年都怪電腦對眼睛的傷害是電視的3倍,沒想到,很快地,最終極的殺手出現了,那就是智能手機,人的視力承受空前未有的壓力,3C產品就是這樣地嚴重危害人的視力。

「直接光」的光害強過「間接光」

職場的全面電腦化,「無紙化」讓我們從過去的「間接光」改為面對發光螢幕

的「直接光」。和間接光相比,直接光引發眼睛疲勞的程度是前者的2到3倍。藍光是螺旋狀的,眼睛會比較疲憊。當前我們的光源(燈具及工具)短時間內不可能改變,怎麼辦?若連抗藍光的眼鏡的阻隔也沒有,就讓人長期近距離的接近這些有光害的光源。近幾十年來大家習於使用日光燈光源,而日光燈的紫外光會傷害眼睛導致白內障,這就是當前白內障的人這麼多的原因。別誤為年齡到了就一定該有白內障,是光害讓人得白內障。

近距離讓光害更嚴重 | 手機、平板、電腦、電視裡的

藍光與紫光是光害,火上加油的是長期近距離貼近。我們跟電腦及手機的理想距離是50到60公分,但辦公室很少有人能空出60公分這麼大的空間,都市裡寸土寸金,除了董事長才能有寬敞的大辦公室,大部份員工都是在格子籠般的空間裡工作。要把手完全伸長才能有60公分的間距,少有人能拿著手機遠遠高高的看手機的。尤其筆電上市後,這距離就根本完全不可能,因為筆電(laptop)的設計本來就是讓你擺在腿上膝蓋上、貼近人體和臉部來用的,這都是讓眼睛近距離大量吸收電磁波的環境。攜帶方便的iPad,基本上小朋友用它玩遊戲時都是臉貼近著在用的,更讓眼睛大量吸收電磁波與藍光,非常可怕。科學實驗,讓一群小猴子住在很小的房間裡,只需2年,小猴子全都近視了。而學生長期在教室裡讀書、黏在椅子上,近距離面對書本與考卷,可能長達20年,怎麼會不近視呢。年輕人打電玩,成年人追劇,都可以日以繼夜,造成眼睛長期疲勞,眼睛被迫在數位螢幕上長時間頻繁

往返於不同的聚焦點，眼球不斷以微小的距離調整移動方向與改變焦點，造成眼睛必須更努力工作；眨眼的速率會減半，也會更常瞇眼，導致眼睛乾澀。近距離看、長時間看，比如在長途飛機上近距離連看了數小時的影片，在火車上手機近在眼前……真的可能讓你由沒有近視變成有近視，由低近視度數提高度數，這都是近距離火上加油惹的禍。

坐姿不良的低頭族：「後天型的糖尿病」候選人

3高之外的第4高：眼壓高！眼睛度數與眼壓高由何而來？由長時間工作或觀看影音而來。低頭族，由頸部開始血流不順暢。生活勞動機會銳減，日常行住坐臥成了彎腰駝背的「坐如吊鐘，立如垂柳」姿態，而非古人說的「坐如鐘，立如松」。人體工學決定眼疾機率及肢體傷害，眼球猶如一顆懸吊在眼睛後方骨頭上的球，一般成人頭部的重量大約4至5公斤，但一旦開始低頭，因為地心引力之故，這顆球會逐漸往前傾斜，除了讓眼球更接近藍光與電磁波外，它的重量就加重了。 當脖子以15度角低頭時，頸椎承受的重量會達12公斤，45度時為22公斤，而60度角時就高達27公斤。角度愈大，頸部的壓力會愈重。

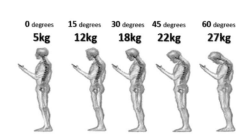

自拍狂魔狂吸藍光 ▌ 自從手機取代了照相機的功能後，

社會上就多了一種人種：自拍狂魔。走到那裡都要拍，隨時要拍，拍自己拍朋友，也拍菜、風景……「拍時容易刪時難」，回家後要花數倍的時間整理照片及「後製作」，其實那些照片只有自己在乎，別人看了按個讚只是禮貌和社交。但經「美顏相機」軟件拍出來的「電影明星等級」照片，往往成為「自拍狂魔」的「傳家寶」。在室內拍是吸收藍光，在戶外拍，就同步既吸收人造藍光，就接收大自然的藍光。我有幾個自拍狂朋友，沒有工

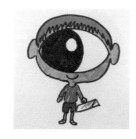

作，整天就是出門拍照，回來後就一張一張欣賞或刪除，留下來就加以後製，天天在該刪該留的為難中。她的手機裡留有數萬張照片，這是她的娛樂也是她的負擔，結果就是：她得了深度近視眼及乾眼症。

娛樂唱歌購物也傷眼 ▌ 現在的人很幸福(也很不幸)，透

過電視、電腦、手機、平板，我們享受了「秀才不出門，能知天下事」、工作、洽商、娛樂與購物的便利。學習、工作外，娛樂如追劇、打電腦遊戲、唱卡拉OK(以前要背歌詞現在是看螢幕，且在隔音密閉空氣不佳又較暗處)，再加上都市生活空間都不大，休息時間不足、工作需長時間坐著或站著……連用餐時間都在刷今日熱搜和抖音熱門，再加上看群友發的精彩視頻，讓人忙得甚至連走路坐車都在「盯」著電腦或手機。在風景區度假的人視而不見美景，坐在路邊用手機，在餐廳裡邊吃飯邊看手機的人，比

比皆是。還有，網購及叫外賣已成日常，許多人天天在「網路商場」裡「逛街購物」，在美食網站上挑美食下訂單，無一不是在用眼睛。情不自禁被「吸睛」，追逐五光十色的代價，加總起來，就是用眼過度。全天的疲倦累積起來，導致視力透支。他們根本就不看書，但也近視眼了。

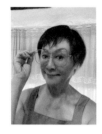

@我使用3C產品時一定要戴抗藍紫光眼鏡。

不知要戴抗藍紫光鏡片來預防病變

曾有調查：只有29%的人知道藍光會造成眼睛傷害；竟有76% 的人沒聽過E-SPF等級的濾藍光鏡片及其抗UV功效；72%的人不知道可以配戴濾藍光和抗UV鏡片來對抗這兩種有害光線。強光度的LED燈你直視時會感到刺眼而讓人忍不住瞇眼，而戴抗藍光鏡片時就較不傷害眼睛。當然，最好是不要直視強光。

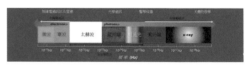

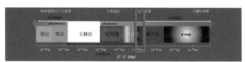

@對人體傷害最大的藍紫光

不知道處處紫外線

大家都知道直接接觸或直視紫外線（UV光線）會對人體造成傷害。然而，路面、窗戶和水面等表面也會反射的紫外線也會危害眼睛。許多人並不知道即使是陰天及靠窗的室內，眼睛仍舊暴露於紫外線中。暴露於折射的紫外線

會引發早發性白內障，導致視力模糊。暴露於藍光和折射紫外線中、抽菸、肥胖及飲食失衡均都會導致眼睛健康退化。

過亮&過暗的環境 ▍

各式各樣新穎的燈光上市，宣稱環保省電的燈具讓環境強光越來越普遍，於是藍光居家和公共場合都藏著藍光，等於四面八方都是藍光。過猶不及，過量是問題。

常在暗處接受光害 ▍

想要快點得到黃斑部病變？方法很簡單，就是在很暗的地方一直看手機或電腦，比如在很暗的車上、暗巷、電影院；或燈光故意設計得較暗甚至閃耀的夜店、酒廊、舞廳、卡拉Ok房間裡。當照明條件不足時，螢幕的強光更有火上加油的傷害性。暗處看手機電腦，讓藍光照單全收，送光害給角膜、虹膜、水晶體、玻璃體、視網膜、黃斑部。我初中時在棉被裡偷看小說，一個學期就300度近視，若是看小手機？恐怕會是600度。

眼科醫生&眼鏡行不負責視力保健 ▍

眼科是治療眼疾的地方，不是協助你恢復視力的場所。眼科本來就是一個治療白內障、青光眼、結膜炎之類眼疾的地方，而不是一處協助我們恢復視力的場所，視力惡化不是眼科醫生造成的。預防眼疾不是眼科醫生的責任，因為他沒有時間也沒義務跟你詳細解說眼睛的保健，眼鏡行也沒有能力及時間教育你。這是簡單的道理：不要問理髮師你需不需要理髮，因為進到美髮院就是要做美髮；你

也不會請理髮師幫你化妝，因為他的專業不是化妝。進到眼科，就是要治療眼疾；去問驗光師視力問題，他給你方案就會是「配眼鏡」。所以要保健視力，得靠自己。當前的的醫療體制依賴科技和化學藥品，成功的驗光學和眼科學，以配眼鏡和外科手術立即解決你的視力問題，當然就使得簡單便宜、不能立即見效的保健方法不被重視及推廣。眼科醫師幫你驗光、為你配戴一副你需要的眼鏡或是隱形眼鏡，代表你接受了你的視力變差，並讓它成了定局且永遠不可能恢復。視力檢查、治療與配鏡處方屬於健保給付項目，所以醫生會為你服務。但視力回復的相關治療，全民健保並不買單，這就不是他們的服務範圍。保險給付項目就是這麼制定的，這並不是眼科醫師的問題。事實上，自己就有視力問題的眼科醫生，比比皆是。美國有驗光師國家資格認證，他們的服務就在保險給付項目裡，加拿大、澳洲、歐洲各國，亞洲的韓國、菲律賓、中國等都已制度化。但驗光也非治療，精準驗100次光，也不會降低你1度近視。官方的健保給付不包括鍛鍊眼睛的復建，而民間各界也都沒有視力回復訓練的專業單位。除非我們的健保盡快修正，否則視力保健完全是個人自己的事。

白內障成全球眼疾：藍光把水晶體「烤熟」成不透明蛋白 ▌

2019年，「倫敦衛生與熱帶醫學院國際眼健康中心」、「哈佛醫學院」、「奧克蘭大學」、「北京同仁醫院眼科中心」等機構聯合調查，發現排名前幾名的眼病防治挑戰分別為：屈光不正(近遠視)、白內障、兒童眼睛健康、糖尿病視網

膜病變(簡稱糖網)、青光眼。各類眼病導致了約472萬DALY(傷殘調整生命年)的壽命損失,而排名第2的白內障,是全球都面臨的重大挑戰。當前開刀最多的眼病是白內障,特別的是假期時最多見的則是近視手術,而平時治療最常見的是乾眼症。過去致盲眼病主要是感染性的沙眼,隨著衛生條件改善和抗生素藥物的使用,白內障已取代沙眼,成為致盲眼病第一名。也就是說,傳染性眼病已轉變為以白內障、近視性視網膜病變、青光眼、角膜病、糖尿病視網膜病變等為主的眼病。白內障開刀當前的普遍,原因為何?就因為沒有警覺,現代生活裡,從上到下從遠到近的「光害」:手機、平板、電腦、電視裡的藍光與紫光,長期直接進入眼球,已把透明的水晶體「烤熟」成水煮蛋的不透明蛋白了。

沒有警覺:視力就是腦力 ▐

眼睛視物的能力,為外部視力(Outer Vision)連結腦內視力,訊號傳到大腦後,由前額葉(等同於大腦裡的螢幕),整合專注力、想像力和記憶力產生腦內視力(Inner Vision)。腦力不好,就會讓視力不好。一般認為,腦神經細胞會從40歲開始減少,視力也跟著減退。我們可逆向操作,讓眼睛復建而視力回復,專注力、想像力和記憶力就都會跟著提升,因為視力能刺激大腦功能活躍。腦袋是否靈光,與視力習習相關。所以活化腦子最好的方式,就是以正確方法多「看」。

電動遊戲有助也有害大腦 ▐

電腦及電視上的遊樂畫面,都是強光聚光設備發出的,每一秒鐘的光線頻率及閃動,是

快得肉眼都看不出來，長期面對這種快速轉換畫面的光線，可想而知對眼睛的傷害有多大。有人說，打電動有助腦力，但長期定焦看電視、電腦、手機，等同於直接傷害自己的大腦。想想網咖，多半是老舊的電腦或電視機，這些機器釋放出來的都是直接傷害眼睛的光線。有人設計鍛鍊大腦的遊戲,但再怎麼玩,大腦的活化有限，因為用電腦手機來鍛鍊的，不過是記住移動方式、條件反射（Conditioned Refection）的手指頭反射神經而已。何況，再複雜的遊戲，裡面的挑戰過關，幾次周而復始的演練，都是重複套招。全天候在看，重複地玩，還邊吃飯邊看螢幕，眼睛完全沒有機會充分休息。電動遊戲，有助頭腦，但也有害大腦，可以肯定的是有害視力。通常老花眼是從40歲開始的，現在已出現罹患老花眼的小學生。

沒有警覺：瞳孔不會收縮了 ▌ 數萬人的視力檢測，

早就發現許多人的瞳孔已不會縮放了。我們當前應關注：如何活化瞳孔？我們的靈魂之窗，指的是眼睛，但更精確的說指的就是「瞳孔」。當我們在專心想事情時，瞳孔就是緊縮的；跟孩子玩遊戲時很放鬆，喜悅心情時瞳孔會自然擴散。人死時瞳孔會徹底擴散，在此之前，瞳孔應該是隨時能收放自如的，一旦無法收放，就是重大警訊。矯正視力時常用散瞳劑，原意是避免眼睛被「定型」，強迫放鬆眼睛的調節肌，以此來抑制或預防近視增加的速度。但是，任何藥物都有其副作用，散瞳劑也不例外。為孩子檢測時必用散瞳劑，因為年幼孩子的瞳孔肌肉很強壯，但長期

點長效散瞳劑，瞳孔就會無法自動收縮，但為想要看清楚，眼球本能地就過度擠壓。因為散瞳劑的副作用是，瞳孔不會縮放、會

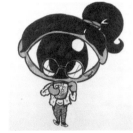

畏光。還有，只要停止去點，度數就會飆升，造成比正常的加深速度更快的結果，所以使用時宜深思。曾看過最高的度數是3450度，已超過驗光機儀器的最高指標2600度，這數字是靠模擬度數計算出來

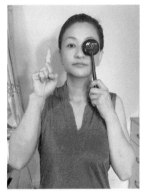
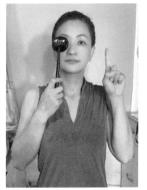

的。若要配鏡，那鏡片得厚到0.5公分，想像一下，戴著這麼厚的鏡片讀書、生活是多麼辛苦、是人生多麼沈重的負擔。

沒有警覺：左右眼嚴重失衡

很多人都不知道，左右眼本來就不平衡，視力保健的目的之一，就是不能讓它們越來越失衡。眼睛的功能與大腦的視覺皮層（處理視覺資訊的大腦部分）相關，皮層內有慣用眼柱的神經細胞（神經元）條紋，這些神經元會優先回應來自「主導眼睛」的輸入，結果造成「強者越強、弱者越弱」，讓另一隻較弱的眼睛越來越「懶惰（lazy eye）」。若兩眼相差太大，就會讓眼睛協同工作的能力差，大腦就會抑制或忽略來自較弱眼睛的信號，孩童常常會出現瞇眼或閉

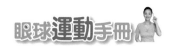

眼、歪頭的現象，若忽視及沒有訓練懶惰眼跟上慣用眼的話，左右眼視差的問題就會越來越大。

小洞判斷法

知道你的「慣用眼」後，另一隻通常就是「懶惰眼」。想知道那隻眼是你的「慣用眼(主導眼/引導眼/主眼/主視眼/優勢眼/ Dominant eye)」？可以這樣測試：

1. 將手臂伸向前方，並以 45 度角放在一起，在拇指和食指之間創造一個小小的三角形小洞。
2. 用雙眼看，將此三角形開口對著一個遠處的物體(例如壁鐘、門的把手、任何清晰物件)。
3. 閉上您的左眼，用右眼看，若看到此物件，那右眼就是你的慣用主導眼。
4. 接著閉上您的右眼，用左眼看，通常你就看不到此物件了。因為左眼就是懶惰眼。
5. 若相反，那左眼就是慣用眼。

視力表判斷法

另一個方法更簡單，用視力表做檢測時，相差兩行以上者，就是你的懶惰眼。

慣用眼和慣用手（右撇子或左撇子）的相關

兩者間並沒有直接正相關。大約 90% 的人是慣用右手的人，其中約 67% 的人是慣用右眼的人。即，慣用右手的人，右眼是慣用眼的機率很高 ，大約是慣用左眼的人的機率的 2.5 倍，但不

能僅憑慣用手來預測慣用眼。兩眼很均衡，沒有慣用眼，可能嗎？這並不常見，且有人是混合的支配性眼球（也稱為交替慣用眼），其中一隻眼在某些功能或任務上是慣用眼，而另一隻眼在其他用途時佔優勢。慣用眼可能有重疊和可塑性 的，某些人的眼球優勢是變化、交替的，甚至可能是不完整的。打棒球、壘球和高爾夫時，那隻眼是慣用眼決定表現。

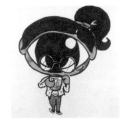

工作環境&職業傷害 ▌ 這是一空前耗用眼睛的時代，人人都不得不使用眼睛及電腦手機，但有些行業特別地長時間的耗用眼睛。比如：攝影師、會計師、電腦工程師、牙科、外科醫生、作家、校對員、主持人、導播、演藝人員、農夫、畫家……光害會造成各種職業傷害。視網膜的光化學損傷,取決於累積的「光曝照劑量」，這種損傷,可來自短時間但高強度的光曝照,也可能來自低強度但長時間反覆的曝照。所以暴露在有害強光下，即使短時間也會受傷。錄影棚裡燈光下、醫生(牙科、眼科…)手術時的強光、攝影棚裡的聚光中心的主持人及演出者，還有直播主，都遭受嚴重的光線傷害。有些女主播與女店員懂得，盡管是在室內也要擦防晒，但問題是：照進眼睛的光害，卻是擦防晒乳也防不了的。有人檢測錄音間的攝影燈光，它不像錄影棚那麼強，沒有紫外光或紫光,但是,藍光卻很多。還有在海邊或海上工作的漁夫、經常下田工作的農夫，面對的是陽光。太陽發出強烈的藍光，晴天的照度約為100,000 lux，是辦公室環境的100倍。

因為臭氧層的破洞越來越大，現在太陽的紫外線也越來越強，可想而知，這些人當然就非常容易罹患白內障。在戶外活動中（如農作、旅行、比賽、運動）和在戶外駕駛短時間沒有關係，但若是長時間，就一定要戴宜隔藍紫光的眼鏡來減輕眼睛的負擔，避免職業傷害。

無法放鬆：「壓力症候群」

罹患「壓力症候群」的人不斷增加，因為眼睛對焦能力的失控，主因是壓力。面對視力問題，大部分人沒有把壓力和視力連想在一起，但壓力大和視力不佳實是相隨的。眼睛不適時，常一併有心理壓力問題。壓力會使對焦調節的能力不穩定，導致看東西無法對焦,造成視焦偏移,看到的東西會變成平面而非立體。壓力症候群，會呈現在精神、睡眠問題上，也會呈現在視力上。現代生活普遍是非常緊張的，專注時，有些人是連呼吸都會忘了，更常的是眼睛忘了眨眼，甚至有些人已不會眨眼了。想改善這種狀況，必須設法減輕心理壓力，要樂在工作，活在當下，以愉悅輕鬆的心情面對人生。

現代人忘了眨眼睛

護眼的關鍵，就是要眨眼，千萬不要「目不轉睛」。手機、電腦等電子用品霸佔了我們的日常生活後，「目不轉睛」成了常態。甚至眼睛已發出「我好酸好累」的信號，有人還繼續使用眼睛。專注時，忘了眨眼，捨不得把眼皮放下來。但眼球須要滋潤、保溼與除塵，所以須要經常眨眼。眨眼，就是快速的閉眼動作，稱為「瞬目反射」。每眨一次眼睛，

眼瞼眼皮就放下來一次，讓眼睛形成一層薄薄的淚膜來滋潤眼球。眼睫毛就像汽車的「擋風玻璃雨刷」一樣，也是在眨眼時發揮擋灰塵的作用。正常人的眼睛平均每分鐘要眨眼10幾次，通常2～6秒就要眨眼一次，每次眨眼要用0.2～0.4秒鐘時間，通過不斷分泌淚液、脂質，使淚液均勻塗在角膜和結膜表面，形成淚膜，因而保持眼球不乾燥。如果長時間凝視屏幕，眨眼次數可能銳減至每分鐘幾次，久而久之就會引起淚液蒸發多，加重眼睛乾燥症狀。電腦屏幕強烈的光線對人眼刺激很大，加上距離近，容易使淚液分泌異常而致乾眼產生。尤其是佩戴隱形眼鏡者，更容易引起乾眼症。

淚水缺乏症 有人痛苦到「哭不出來」，事實上「哭不出來」、缺乏淚水就是視力危機。正常的眼睛，就一定有眼淚的存在，它不只是為了在困難時表達悲傷、在看到悲劇電影時發洩情緒的流露，其實它一整天都在發揮保護眼睛的功能。它飽含營養素和維生素，在眼睛不斷眨眼時濕潤我們的眼球。它能過濾紫外線，具有天然抗菌效果。淚水不僅會由眼睛流出，同時也會經由鼻子後方的通道通往鼻腔的鼻淚管排出，這就是為什麼我們會同時出現「一把鼻涕一把眼淚」的現象。眼睛溢淚，也就是俗稱的「流目油」，是許多人的困擾，常有人說「流目油」是初老症狀，但其實是荷爾蒙調節變差、鼻淚管阻塞、乾眼症的相關症狀。有許多情況都可能導致「流目油」，不可長期不眨眼，因為眼睛會失去溼潤度，「哭不出來」都要立即找專業醫師看診。

乾眼症

這是常識：每天在電腦前工作超過3小時的人中，90%以上會出現眼睛問題. 通常至少會發生這兩種反應：1、 眨眼運動減少；2、 淚液蒸發過多，讓眼睛處在「缺水」狀態。對著電腦越久，「缺水」狀態持續得越久。一般正常的眼睛，在眼球最表面有一層很薄的結構，叫淚膜，覆蓋在角膜和結膜的前面。淚膜主要由油脂層、水液層和粘液層組成，起潤滑眼球、供給氧氣的作用。這3層中任何一層出現問題都有可能導致眼睛乾澀等不適症狀，也就是乾眼症：眼睛乾澀、視力模糊，眼睛總是癢，刺痛而且流淚、乾澀、酸脹、覺得眼睛很累。淚膜欠缺氧氣與營養、不眨眼和眨眼不完全，不知不覺，眼睛「乾」了，一定造成乾眼症眼球，比皮膚更須要滋潤及保溼。

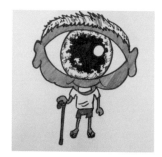

眨眼不完全

真正的眨眼，眼皮應該完全閉上，上眼瞼要碰到下眼瞼，但是眨一半的人往往是上眼瞼眨到一半就彈回去，眼睛的另一半分布不到淚液，造成角膜下方的乾燥。於是，眼睛的水平方向會出現眼紅症狀，原有瞼板腺功能障礙的患者，就會更加重症狀。90％乾眼症治療效果不好的人，都有「眨眼不完全」的問題。

快速眨眼是眼睛求救

不眨眼是問題，眼睛一直不安穩地快速眨，也是問題。這是在告訴我們眼睛它們缺乏營養，同

時，快速眨眼也是內心焦慮有壓力的訊號。

不是沒有問題，而是我們習慣了與之共存 ▌ 我們

越來越依賴手機，因為它的功能多到你處處離不開它，它具備手電筒、鬧鐘、碼錶、圖書館、設計、名片簿、電話簿、電話、信箱、相機、錄音等功能。早期有人說常用手機會得腦瘤，到目前已沒有人這樣說了，是因為大家已經適應了隨身用手機。正如早期坐飛機，包括機長都要備著嘔吐袋，因為人人上機就要準備嘔吐，現在坐飛機已非常普遍，已沒有心理壓力，很少人會需要嘔吐袋。記得嗎？電腦剛出來的時候，人們還要求長期穿防護衣，還規定孕婦使用不可以超過多少小時，現在誰都是沒限制地在使用電腦及手機了。心裡的調節功能讓我們不再害怕，即使明知藍光和電磁波的存在。事實上，一個人坐在電腦前只要一天超過3個小時就一定會內分泌失調。這些產品的後遺症都是隱形的，而騙不了人的事實：視疾的人數及度數、失眠者都在增加，就是不爭的事實。人是有韌性的生物，我們習慣了忍受累積下來的視力疲勞，我們挑戰人體極限，直到「壓死駱駝」的最後一根稻草出現時。

深海魚&鼴鼠現象 ▌ 地球上絕大多數的生命都需要太陽，

在太陽光的照耀下才能自然地成長、茁壯。但當今人類的室內生活模式，幾乎曬不到太陽，當然就無法活得自然與健康。唯有自然光充足時，大腦松果體才會分又稱為「快樂激素」的「血清素」，所以多曬太陽可以改善憂鬱。現代人在室內除了睡覺時

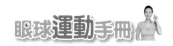

間，平均使用人工照明一定超過12個小時，甚至有人睡覺時都開著燈，長期活在人工照明下。日夜不停的人工照明讓褪黑激素下降，當然就影響睡眠品質；長期在眩光環境下會造成眼壓過高、看字疊影、眩光，嚴重時甚至造成偏頭痛；手機或電腦螢幕的藍光會穿透水晶體傷害到視網膜，形成黃斑部病變。當前，24小時不斷面對著電腦的螢幕的工作者,一面接受著人工照明的侵蝕，一面因視力不好而閉門不出……儼然成了一隻隻討厭陽光、不習慣晒太陽、終身窩在地洞裡、永遠不見天日的　鼠。若置之不理視力的退化，會像深海魚那樣習慣了看不見光的生活，使視網膜的解像能力衰退，日後就算光源投射於視網膜也會無法看到東西。

眼疾的惡化是神速的 ▌ 早就有醫學單位研究出，手機藍光造成視網膜病變的具體時間表。實驗設計是讓老鼠在夜間活動時,將環境光源模擬成手機藍光，連續7天、每天12小時後，老鼠的視網膜就開始膨脹變厚。等老鼠約7週大(換算成人類約相當於8歲孩童)時就發現，約8成老鼠的視網膜或黃斑部都出現感光細胞的死亡與細胞自噬等現象。運用科學運算，孩童若長時間大量暴露在藍光環境下,僅需2到3年即會出現視網膜病變。還有，實驗老鼠除視網膜受外,腎、肝、肺也都出現癌前病變。雖然有專家認為：動物實驗還無法完全對比人類，因此民眾不須太過驚慌,但這個實驗仍值得參考，並做為警戒。

無聲無息、不可逆轉、買不到替代品 ▌ 眼疾的可

怕，在於它無聲無息，當代的眼睛醫學雖說已日新月異，飛速進展，然等到發現患病時，多半只能維持不惡化而無法逆轉。眼睛這個器官和其它器官是不同的，手斷了可以裝義肢，牙壞了可以裝假牙植牙，有些器官也可以移植，但眼睛是毫無辦法的。雖然眼角膜現在可以移植，但也不是想買就可以買到，除了人工水晶體外，沒有一個眼球「零件」是「買」得到的。眼球，沒有替代品，再多錢也買不到。人可以裝假牙，卻不能裝假眼，不得已裝假眼也不能看見。欠缺眼睛的保健意識及行動，且對各種眼疾遲鈍，延誤病情後，往往發生時已無法逆轉而後悔莫及。

眼睛能適應鉛字印刷卻難以適應電腦

人的眼睛本來就可以看見遠方的物體，為了狩獵和迅速掌握危險猛獸的蹤影，古代人的視力原本相當好，使用鉛字印刷後人類的眼睛有了近視，但基本視力還在。而20年前才普及的電腦，我們的眼睛卻始終無法適應，除了近視加深外，還有各種嚴重的眼疾。

誤以為成年後就不會得近視

過去都說：「只要成年以後就不會得近視，若有，度數也不會再加深」。我們以為：到了20歲時沒有近視，這輩子就不會得近視。又說：8到18歲階段是近視加深最快的時期，過了就會穩定。還有人相信，只要年過30歲，近視通常就不會再惡化。沒想到這些說法已全被打破了。本來到20歲眼球已呈現固定狀態，但抵不過電腦視覺症候群CVS的用眼傷害，成年以後不但會得近視，原本有近視度數也會再加

深，更可怕的是，加深的速度，越來越快，許多人前後半年的度數會提高200度甚至300多度。只要繼續使用手機和電腦，近視就會無限度地加深下去，即使上了年紀，近視度數照樣節節升高。深度大近視……深到嚇死人，深到當事人無法置信。綜觀人類百萬年的歷史，就數這30年來的急速資訊化讓眼睛吃不消。完全沒有視力問題、一生都沒有近視老花等視力問題的人，已是鳳毛麟角的少數，眼睛視力當作疾病的話，每個人都生病了。視力完全健康的人，已是稀有人種。

童年遠視者長大照樣得近視 ▋ 小時候就有遠視，原以為不會得近視，長大後卻罹患近視的人口，這些年來明顯暴增。這是因為身處資訊社會，遠視的人也必須使用電腦，導致原本沒有近視的人成年後也罹患近視。這樣的人看東西最辛苦了，一般人會以為他們的近視不過是輕度到中度而已，狀況並不嚴重，殊不知這些人配戴眼鏡或是隱形眼鏡以後，也還是看不清楚。在眼科診斷為單眼近視或是單眼遠視的人，原本往往是遠視，因為養成單眼視物的習慣，所以後來只有一眼變成近視，這樣的患者想要恢復視力，就盡量必須減少看近的時間。

為時太晚：錯過關鍵期 ▋ 孩子的視力問題能否有效改善，目前的說法是：7歲是關鍵。7歲後進行訓練的話，遠視、散光、斜視、弱視可以改善，但是大腦的融像力(從雙眼進入的訊息在大腦中融合為一的能力)已受到影響。融像力不佳，則記憶困

難，又因為患者不喜歡看近，因此專注力較差，所以，靜不下來的、LD(學習障礙)與ADHD(注意力缺失、過動)的孩子，很多都有視力問題，且常都已錯過關鍵期。指導學生做《亮眼操》，及吃愛眼食物，要由幼稚園開始。父母及幼兒園老師要及早發現視力問題，因為，到了國小才發現問題已經是太晚了。現代父母多半忙碌，如由專業老師來關注，或由幼稚園把關，如就可以大幅減少學童視力問題錯過關鍵期的情形。最好是幼稚園的老師就為學生進行「視力保健運動」，並經過訓練為幼兒進行視力的初步篩檢，發現問題時立即請家長送醫療單位做進一步的檢查。專業醫生說，如果弱視在7歲以後才發現，治療改善的空間就很小，因此應「及早發現、及早治療」，搶在腦部發育能力仍強的時期治療。

健檢欠缺徹底的視力檢查 ▌ 當前健檢很流行，但往往忽略眼底檢查，結果讓人在眼睛疾病發生後，發病後最多只能維持不惡化而無法逆轉回復。大家都專注在重大疾病的各種指數上，對影響健康的視力往往掉以輕心。

接受「暫時性回復」：未經復建就配眼鏡 ▌ 視力回復分「暫時性回復」與「根本回復」兩種。利用眼鏡、隱形眼鏡、矯正手術、角膜塑型片等手段，只是運用工具的暫時性提升視力。處理眼睛本身的病態，才是對症療法與治療手段。但大家已養成習慣，一看不清楚就立刻反射行為：趕緊去配戴眼鏡，這就是四眼田雞滿街跑、近視度數加深的最大原因。常言道「欲

速則不達」，立即去配眼鏡以為這是「矯正」視力，只求馬上能看得清楚，其實是剝奪了改善逆轉的契機。戴了固定的眼鏡，一邊增加了眼睛的負擔，一邊使度數在不自覺間不斷加深，這是一個惡性循環的悲劇。如果你發現孩子近視了，當務之急不是驗光、配眼鏡，而是在度數固定之前，幫助眼球做運動，盡可能回復健康視力。要警覺，戴眼鏡，就代表已經是生病了。

誤以為戴眼鏡就是解決眼疾 ▌ 你的「裸視」，就是真實的視力。不管你配多貴、多名牌、多漂亮的鏡框鏡片，那都不是你的視力。目前，不管你得了什麼眼疾，解決之道就是：驗光加配鏡。這是大家的誤解：「一旦健康有任何問題,醫學一定有方法解決」「認真看病回診吃藥就是照顧健康」……若這個想法是對的話，醫院就沒躺著進太平間的死者了。許多人宣稱自己很健康，其實是依賴藥物，每天吃各種藥「控制」病情而已。無知者以為視力出問題，不斷換鏡片就是照顧眼睛。發現眼疾(比如散光)，我們聽到的是：「完美圓形的角膜非常罕見，因此大多數人或多或少都有一些散光。只要驗配專為矯正不規則角膜所引起的散光鏡片，就可大幅改善視力或者防止散光度數加深。」當老花眼鏡得隨身放在襯衫口袋或用繩子掛在脖子上、原本近視的人要換成戴雙焦距眼鏡時，醫生會安慰我們：「這是人到中年的正常改變、老了就一定會這樣……」，但他們也應提醒我們，越來越厚的眼鏡也可能導致其它的病變。這是一個大誤會，都說配眼鏡是「矯正」，其實鏡片完全沒有「矯正」治好你的近視，它是幫

你看得見而已。鏡片讓你接受了當下的視力，結果眼球原本的復建本能就停頓工作。這種人會認為「戴上眼鏡或隱形眼鏡就看得到了,所以無所謂啦!看得見就好。」這樣就認為自己是個眼睛沒問題的人，實在是非常無知。你的「裸視」，就是真實的視力，別誤會配鏡後視力就等同自己的視力。戴上眼鏡或隱形眼鏡的所謂「矯正」後視力，並非真正的視力。用眼鏡或隱形眼鏡這種「藥物」，只是讓眼睛「暫時看得清楚」「靠工具來看」而已。看得見，不代表解決了視力問題。眼鏡並沒有「矯正」你的視力，只是給你「看得見」的假相。這種心態，就和「有病吃藥就沒事了」「病情有被控制住」一樣，都是鴕鳥埋沙式的思想。使用矯正鏡片的危機：因為已戴了眼鏡，視線依賴在特定的聚焦範圍裡，於是眼睛就不會盡可能地使用肌肉，許多肌肉就更形退化弱化。發現眼疾，須要先治療，而不是只靠戴眼鏡。

不懂得要過放下眼鏡的「裸視生活」▍

回想初中時我配第一付眼鏡時，我媽沒有帶我去眼科看醫師，就是直接去眼鏡行配眼鏡，而眼鏡行的人對我說「要一直戴著就度數不會加深」，我就非常「聽話」，就「一直戴著眼鏡」了。現在明白，長時間固定戴著眼鏡，眼睛就適應了戴眼鏡的狀態，因為不戴眼鏡看東西就會變得非常模糊，於是，「戴眼鏡視物」成為定案，眼疾就定型了。事實上，如果沒必要，長時間配戴眼鏡反而會加速近視，因此要適時地拿下眼鏡，養成「有必要時」才配戴的習慣。在放學後或下班後試著過「裸視生活」，才能讓眼睛有機會進入放

鬆的狀態，也給眼睛自我調適的機會，近視度數才不會繼續加深。

眼鏡或隱形眼鏡只是拐杖 ▌ 拐杖是健康輔助器材，不

是你想要使用一輩子的東西。每個用枴杖、坐輪椅的人的唯一目
標，就是丟掉枴杖及輪椅。為何眼鏡族卻是一戴上去，就不想拿
下來？近視的人應該要以丟掉眼鏡為目標。面對視力問題，重點
不是能配到1.0或0.8的矯正眼鏡，而是讓
裸視度數降低。視力已有問題，當然要找
專業醫生及眼鏡行，但要讓眼睛不發生問
題、不惡化全要靠自己。

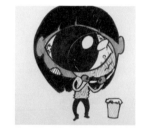

以戴眼鏡(太陽眼鏡)為時尚 ▌ 在過去，認為戴眼鏡是

書卷氣，代表漂亮、斯文與文化氣息，眼鏡行和隱形眼鏡業者都
請當紅的藝人做代言，太陽眼鏡的代言人也都是最酷的明星，成
功塑造了對戴眼鏡的時尚感與接受性。小學時的班上50幾個同學
有3個戴眼鏡，而且都是前3名，因此讓人深深的懷疑，他們戴的
那個很酷的眼鏡，應該是有什麼機關吧？因為戴上了就能成為前
3名？再去隔壁班問，發現他們班的前3名也都戴眼鏡，這讓人很
懷疑那眼鏡是否就是洩題的通道？所以就讓戴眼鏡的同學能考高
分，得前3名。

誤以為其它運動能替代眼球運動 ▌ 有一位知名攝影

師，為了健康每日進健身房並吃許多保健品，但接觸了鏡頭20多

年後，他突發青光眼。他以為他已有足夠的運動，為何眼睛還是不行了？很簡單，再多的健身房的運動，都沒有運動到眼球。更別提舉重項目，還會造成眼睛的壓力。

誤以為吃補品就好 ▌ 眼睛的運動、柔軟操才能直接促進

新陳代謝，讓眼睛整體的血流順暢、讓眼球的肌肉及壓力回復正常、讓含有大量膠原蛋白的玻璃體恢復成原來的膠狀，讓水晶體回復調節焦點的彈性機能……這才是解決視力問題的根本。但當前我們已養成愛吃藥、大量吃保健品的習慣。相信了賣保健品的人說的話，吃了買個心安，換來不必做眼球運動的偷懶。解決視力問題不能只靠營養素，視力已惡化的眼睛,攝取再多葉黃素、木鱉果油、藍莓也沒用的。

過度戴太陽眼鏡 ▌ 除非有必要原因，就不要一出門就戴

太陽眼鏡。視覺系統的主要作用就是吸收光,處理光，所以自然健康的光是身體和眼睛需要的重要元素。有人將太陽視為敵人，認為它會對人體和眼睛造成傷害，醫生也警告我們在太陽下曝曬的危險,要採取適當的預防紫外線照射，這些都是有道理的。但戴太陽眼鏡並非解決之道，首先，它只是消極的預防及保護光害，其次，很時髦的造型眼鏡若不是正確的鏡片，往往反而遮掉了重要光線。若戴了沒有遮掉藍光的鏡片，等於白忙。須知，我們的眼睛唯有暴露在全方位的自然光明線與黑暗中,才會發揮它們的最高

和最佳功能，所以要經常享受太陽的光線和夜晚的黑暗。在白天要享受陽光，夜間步時，不要使用手電筒，要享受黑暗中瞳孔的擴張，這會讓你的眼睛更有生命力和活力。給眼睛熱愛生命和宇宙的感覺，會讓整個視覺系統變得更加強壯、並培養出良好的定像能力。讓適量的光線、讓精確的光量進入瞳孔，讓瞳孔更加堅強而不懶散，它才可以開合得更好，才會在任何情況下都可以看得更清楚、在黑暗中能看到所有身邊的事物。一走出戶外就戴上既時尚又健康的太陽眼鏡，並非護眼妙招。

不知道視網膜就是「太陽眼鏡」

在陽光明媚的日子裡，我們要(選擇適當時段)晒太陽而非躲陽光。太陽的自然光線和血液中的血紅蛋白結合後，會釋放出多種激素和神經傳遞物質，比如導致喜悅感的血清素。白天足夠的暴露在陽光下，晚上就更容易釋放褪黑激素，讓你不會需要服用任何維生素或藥物才能入眠。人人都知要抗藍光，就要攝取足夠的葉黃素。都說葉黃素就是「眼睛的太陽眼鏡」，殊不知我們的視網膜就是太陽眼鏡。很少人知道，眼睛本來就具備過濾光線的功能。眼睛中的黑色素會令光變暗，視網膜的10層其中一層就是黑色素，它本來就可以令光線變暗，等於視網膜本身就是一個「太陽眼鏡」，若你總是戴著太陽眼鏡，太陽眼鏡會將到達視網膜的光變暗，等於取代了這層視網膜的功能。透過減少戴太陽眼鏡的時間，減少我們待在室內的時間，就會重新恢復我們的本能視力。不當的太陽眼鏡，反而會減弱視網膜原本有的抵抗力。眼鏡和太陽眼鏡就像拐杖，只

是暫時幫助你的工具，不可一直使用，不然反而會障礙你的眼睛和腿。若任由眼睛或腿軟弱，就永遠無法擺脫眼鏡和拐杖。最好的康復方法，就是要恢復並加強身體、眼睛的本能獨立工作性。健康的眼睛，讓你能享受最強和最弱的自然光線。可以練習「閉眼照太陽」(詳見《眼球運動手冊》)運動法，每天10分鐘(最好2次)，你會發現眼睛對太陽更能適應，且更能面對黑暗。因為瞳孔伸縮功能正常時，視網膜細胞敏感，黑暗就沒有那麼暗了。因此，是否戴太陽眼鏡因人而異，且要選對太陽眼鏡，以免減弱了瞳孔的本能功能。當然，如果你已有了視疾，有受傷，或是在早上10點到下午3點之間的烈日下，或在反射光強烈的海岸邊、高山或雪山上，或是長期在強光的錄影棚中，當然就應該戴太陽眼鏡來保護眼睛。但如果你的眼睛是健康的，就不要一出門就全程戴太陽眼鏡。

視野變窄：周邊視力退化 █

年輕人的眼睛視野平均為160度，但眼鏡族因為總是在鏡框裡直視前方，所以平均視野已變窄，這會影響生活的靈敏度。有些老年人往往已窄到只有120度，與年輕時的差距會高達40度之多。所以老年人經常因此而跌倒、碰撞而造成危險。另一個後遺症是：戴著2個小框框的眼鏡，總是往前直看，周邊視力就退化了。我們常會發

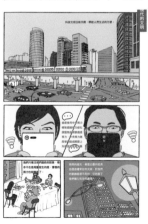

生：明明東西近在眼前卻找不著，或注意不到路邊的狀況而發生交通事故，原因就在於眼鏡族、低頭族的「周邊視力」(Peripheral awareness)已經減退了。視野變窄加上周邊視力退化，接著思考和創意也會跟著變窄。視力不好的人心胸不寬大，會「目光狹隘」是連鎖反應。

檢測不完整：只檢測「靜止視力」

有時候，驗光檢查並不能測出「真正的視力」。大多數人一聽到「視力檢查」，就聯想到一堆英文字母C或E的「蘭多爾特環視力表」(Landole ring optotype)。但這種檢查只能檢測出我們的「靜止視力」(Static visual acuity)，也就是注視靜止不動的物體時的能力。

然而,日常生活中我們所看到的東西有許多是移動中的、位在遙遠地方的物體、以及同時分散在各處的東西。綜合看到這些物體的視覺能力,才是「完整」的「真正視力」。「蘭多爾特環視力表」只幫我們找到「靜止視力」而去配戴近視、老花眼鏡，並沒有全面性地檢測出全部視力的問題。

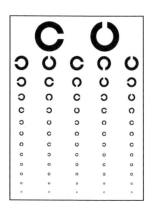

缺乏完整的視力檢測

完整的視力檢測應包括以下：

1. 測量距離的能力(深視力,Depth perception)：看前方某樣東西，有人感覺近,有人感覺遠。越是經常注視近物的人,越不容易正

確判斷東西的遠近距離。尤其視力已經變差的人,更難以掌握這種距離感。

2. 快速掌握移動中物體的能力(動態視力,Kinetic visual activity):車子經過車站時,有些人可以清楚辨識車站的站名,有些人則怎麼看也看不清楚車站的名稱。日常生活中。打球是否打得好,與這種動態視力有關。動態視力差的人,就會放置東西時常掉落,倒水時會倒在杯子外。

3. 整體掌握周遭狀況的能力(周邊視力):正常狀況下,我們可以一次看見很多東西,但是很多人每一次只會看到到某一個點。周邊視力,決定你能掌握多大的視野範圍。尤其是開車,周邊視力越大越廣的人,越能正確掌握眼前整體的路況,肇事的機率就會較低,反之則會危險。

4. 瞬間分辨視線內同時出現許多物體的能力(瞬間視力,Momentary Vision):運動和記憶時最需要這種視覺能力,瞬間視力是運動員、行動力強的人最須要的能力。

5. 適應亮處和暗處的能力:從光線明亮處進入光線不足的房間(比如電影院、夜店、卡拉OK房間)時,有些人可以立刻看見裡頭面的東西,有些人則需要多花一點時間才看得清楚。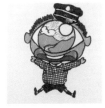視力退化的人因為視神經萎縮、視網膜的敏感度變差,對光線明暗變化的適應較遲鈍。

6. 正確看見近物的能力(近見視力,Near Vision):目前有許多被稱為「過動兒」的學童,他們讀書無法專心,有可能是他們可以

清楚看見教室黑板上的字,卻看不見自己面前教科書上的字,因為近見視力功能差了。

檢測結果不一

專業的眼科應檢查的項目,應有21個項目,之後才能根據數據幫病患配合適的眼鏡。這個過程,僅僅10分鐘是不夠的,因此要得到正確的視力檢測數據,並不容易。在提供便宜眼鏡的店家裡,他們做的檢測,只有視力和屈光度數。店家有成本考量,根本無法做精細的檢測及調整。曾經有人去不同的地方檢測,學校和公司的視力檢測是0.5,眼科檢查說是0.2,眼鏡行又說是0.6。也有人在甲眼科檢查的結果是0.7,乙眼科卻說是0.5,到丙眼科檢查是0.2,但丁眼科竟變成0.1,這麼多數據,究竟誰說的對呢?到底真正的視力是多少?困惑了。眼科、眼鏡行、公司行號、學校的視力檢測,遵循視力檢測規則的強度不一,檢測者的經驗不同,就會得出多種結果。甚至,有人在不同地方檢測了3次,先進的電腦攝影機「自動」判斷出電腦檢驗圖檔上是白內障,但用人工的方法檢測,竟確認沒有白內障?若全相信電腦,這人就早就被置換人工水晶體了。

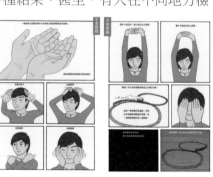

不放鬆時檢測不準

人在不放鬆時,眼球肌肉都是緊繃的,檢測到的度數就不準。放鬆時檢測,才會測到真視力,在檢

測前應做放鬆動作，比如：手掌敷眼、按摩頭皮、伸展四肢等。但一般眼鏡行都很忙，少有人會先要求客戶做完放鬆操再檢測。視力檢查因為方法不同，本來就可能出現不同結果。檢驗者是否有相當熟練的技巧，決定能否獲得正確的數據。視力檢測，是用客觀的數字去標示受試者的主觀感受，受試者當天的心情是緊張的還是放鬆的，更會有不同的數字出現。有人會有視力變好的假象，只是初次的視力檢測方法和後來的不一樣所造成。

時間超過3秒後的確認是不準的 ▌

視力檢測是有國際標準的。一般以張開眼睛3秒內就可清楚看到的，才是「看見」的認定標準。所以瞇起眼看，或是費時超過3秒去辯識，隱約模糊用猜的、再回答說看到的，這都不是真正的視力，不該列入視力記錄。例如，0.5如果答錯2項，就必須降為0.4，如果答錯一項，就只能算是0.5弱，這樣才是正確的視力檢測。現已有「自動眼睛屈光度數測量儀」(Auto Refractometer)是十分便利的屈光度數測量儀器，由它所測得的數據，可反推實際的視力。比起視力檢測，屈光度數才是更重要的真實視力依據。綜合以上，當檢測不準時，你就會戴上不合適的、度數不宜的眼鏡或隱形眼鏡。

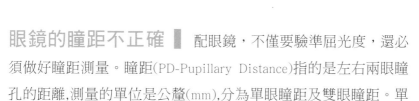

眼鏡的瞳距不正確 ▌

配眼鏡，不僅要驗準屈光度，還必須做好瞳距測量。瞳距(PD-Pupillary Distance)指的是左右兩眼瞳孔的距離,測量的單位是公釐(mm),分為單眼瞳距及雙眼瞳距。單

眼瞳距指的左眼或右眼瞳孔中心點到鼻中心點的距離,而兩隻眼睛的瞳距加起來就是雙眼瞳距。驗光的時候,會有一台PD儀,專門測量瞳距,假如配鏡時驗光師忘記了,千萬記得要提醒他要測。瞳孔是眼睛的視線中心,鏡心是鏡片的中心,在配鏡時鏡片中心與視線中心的位置要能夠重疊、要在同一條軸線上,這樣子才有最佳視線,配戴時才會舒適。更高階的個人化鏡片,還需要考慮到鏡框的形式及配戴在臉上的位置,這樣才能夠做到鏡面中心正好在視線中心上。少數人的兩眼不在同一個水平線上,配鏡時就應註明哪隻眼較高以及兩眼高低差多少。另外,也有人兩眼至鼻根中心線的距離明顯不相等,也應該量出來加以註明,以便配鏡加工時特別注意。視力檢測及瞳距檢測都是非常複雜的,因為可能還有兩瞳孔大小不等、兩瞳孔位置不對稱等特殊現象。瞳距不對配出來的眼鏡,嚴重的可能會造成眼球肌肉失去調節能力,造成暫時性或永久斜位,而不同的人對修正量的耐受性不一樣,一般對水平方向修正的耐受性較大些,特別對需要加強內直肌作用的修正耐受性更大些,對縱向的修正量則極為有限。對屈光度稍大些的矯正眼鏡,如果瞳距有明顯誤差,即使屈光度符合要求,戴了也會覺得不舒服,甚至難以忍受,這是因為兩眼的眼肌平衡遭到破壞。只要有一隻眼睛的視軸接受的光線不是通過鏡片的光學中心進入(鏡片的三稜鏡效應會產生折射),就會改變進入眼內光線的方向,這隻眼睛裡所形成的物象不落在於另一隻眼睛相對應的對應點上,就會立即出現「復視」。當然這是片刻也不能忍受的,於是大腦為了避免復視,就馬上產生修正反射,調整眼外肌使兩

隻眼睛都仍舊落在各自的對應點上，因此會讓人感到很吃力、不舒服。修正的程度越大，就越讓人難受。有時候不舒服幾天就可以熬過去，但是下一次在換成正確PD的處方眼鏡時，那又得再適應一次。如果確定PD是錯誤的，就要趕快把眼鏡換掉，不要省

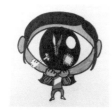

錢。一定要找專業負責並耐心的檢測者，不然不對的瞳距的鏡片會製造新的視力問題。配鏡時數據何時該減？減多少？瞳距是否有特殊狀況？……都是大學問。

度數不合的鏡片

使用矯正鏡片的危機之一，除了肌肉會退化外，還有度數不合適的眼鏡和軟式隱形眼鏡，會讓你的視力更為減退，有時反而讓眼睛更疲倦。檢測不準、瞳距不合的鏡片，當然讓你不舒服，它讓你得不到矯正視力的功能，還帶來後遺症。

關於近視弱視手術

雷射近視手術是在角膜上動刀將角膜削平，好讓光線正確投射在眼睛深處的視網膜上。近視矯正手術(LASIK、RK、PRK等)，是用強硬手段改變角膜屈光度數，或許可以收到暫時性的改善效果。但這不是近視被「治癒」了，不但有可能會再度近視，也有提高角膜病變的風險。眼睛並非機器的零件，近視矯正手術只是讓患者看得更清楚，但是對眼睛近視的病態並未有所改善，對於引發近視的血流與營養障礙、腦部機能低下等原因，並沒有做治療。近視矯正手術以後，視力即使一度

恢復正常，也必定會再度變差，這是近視矯正手術最大的缺點。最早引進雷射手術(lasik)的蔡瑞芳醫師在2012年公開封刀，他表示這手術多年後不能保證沒有問題，但這手術已有幾十萬人接受，衛署沒有禁止，但有明令乾眼症及黃斑部患者不宜做。這種手術也曾讓人罹患感染性角膜炎，它真正的弊害，是患者將來勢必要面對角膜混濁惡化，或許會導致眼睛失明的手術後遺症。雷射治療是否有可能會削弱視網膜、並盲化某些部分？有時醫生會用注射來止血，開刀處是否能完全癒合，這都須要專業醫師來判斷，手術後是否會帶來不規則的散光、眩光、暈眩、夜盲症、乾眼症、免疫力下降、容易過敏、容易感染、視力不穩定等問題。要預防手術並未完全解決原來的問題，術後反而讓眼睛的調節力變差、提早老化或視力減退。而弱視呢，目前是用配鏡治療、遮眼治療、刺激訓練，都不是完全治好弱視。千萬別誤以為手術就能完全解決問題，即使斜視的孩子做了手術，很多又會再度復發。

關於白內障手術 ▌白內障的惡化，是時間累積出來的。

兩眼中有一隻有了白內障，或兩眼有不同程度的白內障，於是造成一個眼睛高度工作,另一眼睛則是低度工作。過度工作的那隻眼睛會疲憊,低度工作的眼睛則變弱。於是大腦得費力去抑制低度工作的那隻眼睛帶來的信息，這種勞損是無法估量的。目前發現白內障時，動手術已成為當然的選擇。有了白內障何時該開刀？目前眼科的說法不一，有的說盡早開為宜，有的說要夠熟時再開，有的說隨時都可以開。真的有人是因為這手術方便快速、健保有

給付，就直接去換水晶體。要多找幾家專業耐心幫你諮詢各種眼睛問題、視覺狀況的的眼科醫生及眼鏡行再做決定。白內障手術，其實也都是相當繁複的技術，須經由打碎、抽取、換上新的水晶體……它一樣要吃藥休養，並非傳言中的：15分鐘就完成、馬上就如常工作生活。別因有健保給付，加上完全無失敗率的保證，就把置入人工水晶體手術想得很簡單。白內障手術的迷思：用手術矯正一隻眼睛讓它看近，讓另一隻眼睛看遠。這種修正是一種錯誤，做法完全違反自然的意志，會造成雙眼的疲憊，並帶來全身的緊張。恰當的辦法是，請求你的外科醫生要矯正為雙眼能看遠都清楚,再用眼鏡來看近。白內障就算無法完全消除,但我們可以用眼球運動讓它延緩惡化,甚至可延惡化幾十年。這樣大部分被判定要做白內障術的人，就可能延遲或不必動手術。不得已時才動手術，因為手術有時會使眼睛更糟，我們永遠無法預知醫療程序在晶體上造疤痕組織累積的後果，曾有人由於白內障手術造成視網膜出血。

人工晶體剝奪了天然的抗藍光機制 ▌ 還有，研究已

發現，人類的水晶體隨著年紀增加，會逐漸由透明變成黃色，而變黃的水晶體濾除藍光的能力就會增強，在某種意義上來看，這是大自然賜給人類眼睛自己保護視網膜的機制。但人類因錯誤用眼習慣將水晶體惡化到變得混濁而產生白內障後，繼而去動手術移除，等於移除了自然界賦與人類這個原始保護視網膜的機制。還有，紫外線能量雖強，但是會被角膜及水晶體吸收而濾除，因此紫外線並不易穿透到健康的網膜去造成傷害。對我們有害的是

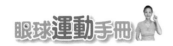

@黃斑部病變會讓你的「視」界變成這樣。

藍光，由於它波長短、能量高，穿透角膜及水晶體到達視網膜的力量最強。美國威斯康辛大學一項大型的6000人研究發現，也支持了白內障手術移除混濁且變黃的水晶體的同時，也移除了自然界賦與人類這個保護視網膜的機制，非常可惜。

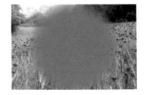

@黃斑部病變會讓你的「視」界變成這樣。

關於黃斑部手術

當前，「老年性黃斑部病變」成為已開發國家老年人視力不良的排名第一眼疾，與糖尿病視網膜病變及青光眼，同為危害老年人視力的3大元兇。現在有「光動力療法」等光進療法，但治療成效仍不盡理想，它們只能阻止或延緩視力惡化而已，真正能靠手術恢復正常視力的比例很少。真的要動手術的話，一定要找專業耐心的醫生。「老年性黃斑部病變」

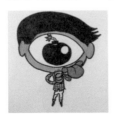

與「白內障手術」可能有關聯，美國威斯康辛大學一項大型的6000人研究發現，白內障手術會增加嚴重型老年性黃斑部病變的危險性。總之，只要是任何手術，就要防範後遺症。

誤以為點眼藥水就是解決眼疾

眼睛一不舒服，眼睛乾澀、發癢、疼痛……人們就會想到一個東西：眼藥水。有人帶回來眼藥水，每次滴要滴7瓶，很驚人。甚至有人是到不同的西藥房買不同品牌的眼藥水換著滴，誤以為只要滴了名貴的眼藥水就可以繼續「奴役」眼睛「工作」，這已是把眼藥水當做日常

用品的概念了。較慎重的人，會到眼科報到，然而醫師開立的處方，通常也是眼藥水或眼藥膏。眼藥水的成份有氯化鈉、氯化鉀（KCl）、維生素A、維生素B群，但也有我們非專業者搞不清楚的各式血管收縮劑。一旦開始點眼藥水，養成習慣後這一輩子都會依賴它。眼藥水中若有化學製劑及防腐劑的話，就跟新冠疫苗一樣，打進去很容易，但永遠取不出來，不可不慎。市面上有乾眼症專用眼藥水問世，但如果是習慣性使用，可能會讓眼睛變得更脆弱。還有要注意，醫生有的時候一次給你好幾種眼藥水(有人一次要滴5種眼藥水)，雖然發藥的藥師會詳細解釋，但通常你轉身就忘了，就沒有按照規定來滴。曾有人用了不良眼藥水，及不當使用而失明的案例，所以滴眼藥水也不可隨便，我們應瞭解它的功能及限制。許多乾眼症的人已習慣用人工淚液或眼藥水，須知眼藥水或眼藥膏並不能解決乾眼症及驟升的度數。眼藥水及人工淚液只是幫助眼睛的清潔及潤澤，而過度的人工淚液或眼藥水，有時會傷害眼睛。唯有由根本治起，才能解決病灶。

沒有學習眼藥水的使用規則

關於用量，眼藥水僅須點一滴、眼藥膏用量約一小米粒大小，量多無益，一定要照醫囑。當醫師開立的藥品不只一樣時，若有不同劑型藥品，使用順序應為：水溶液眼藥水→懸浮液眼藥水→凝膠狀眼藥膏（水性眼藥膏）→油性眼藥膏。醫師一定有告訴你：每種藥品的間隔時間須至少5分鐘，以確保藥品的完整作用。油性的眼藥膏，需在所有眼藥水使用完畢後才可使用。大部分開封後或未開封的眼藥

水，只需陰涼避光儲存即可。但有部分眼藥水，藥師在發藥時會特別提醒或藥品上標註：「需冷藏保存」。若是不須冷藏的眼藥水你去冷藏了，低溫有可能影響藥品的溶解度，冰涼的也會造成眼睛的刺激。還有，不可共用眼藥水，即使醫師開立一模一樣的眼藥水， 不同的兩個人也不可以共用，恐導致相互傳染眼疾或造成藥品汙染。未開封的眼藥品，儲存期限通常標示在瓶身。但是，當眼藥品開封後，藥品效期就立即變為一個月。一個月後，即使藥品看起來無異樣，也不可以繼續使用，人工淚液也是一樣。但事實是，即使我自己，之前常是一瓶眼藥水用很久都沒有覺得不妥，實在是太無知了。

濫用藥物對視力的牽連影響

健保的方便與便宜，造成人們的吃藥習慣，它就是現代人慢性病的原因。過量不當的藥物對人體新陳代謝及內分泌，都會產生負面的後果，它會增加內臟的負荷，因此造成的慢性疾病通常都是很難治癒的。糖尿病、肝病3、高血壓、心臟病、痛風……而這些文明富貴病會連帶影響視力。眼睛復視、痠痛、流眼淚、度數加深，往往出現在以上文明病的治療後。許多人是在事後才得知視力出問題是前面的治療所致。所以眼疾出現時，不要病急亂投藥、重病用猛藥，要想想是否是自己所吃的藥造成的連鎖反應。如果給藥的醫生沒有注意患者同時還在吃別種藥而開了互相衝突的藥，或劑量沒有控制好，就會產生加乘的連鎖反應。不要認為,一旦視力有問題,醫學一定有方法解決,且看有些醫生自己的眼睛也都有問題。濫用藥

物是現代發生慢性病的原因，過量的藥物對人體新陳代謝及內分泌會產生負面的後果，小心給藥不當與濫用藥物造成不必要的眼疾。

工作及衣鞋讓血流不暢 ▌

血流不順，因為我們的現代工作形式及衣著。古人經常爬樹，有許多向上向左向右舉起手臂及跨出腿腳的機會，而坐辦公桌的我們已失去了這些機會。很少舉起手臂,就限制了流向手部、頭部和眼睛的血液。再加上寫字、打字、開車、穿鞋等工作生活形態，都讓我們的手指及腳趾僵化。比如作家、音樂家、廚師、按摩治療師、推拿師長期大量收縮手掌而讓手指僵硬，容易帶來職業性傷害和關節炎。現代人穿的衣服鞋子，都讓身體行動受限制，尤其是西裝、禮服及旗袍，根本就讓身體無法活動。而高跟鞋，對脊椎、腿部及腳部的傷害更大。

空談但無實際行動：見樹不見林 ▌

急著到眼科求救的人，絕大多數視力都已在0.1以下。有人問：眼睛失明跟癌症，你如果必須選一個，你選那個？大部分人都選擇寧願得癌症而不要失明，可見大家都認同視力的重要。明知護眼的重要，但行動上卻漫不經心。矛盾得很，現代人長時間用眼過度，但對眼睛的保養卻是很馬虎，不但不重視也不願意花錢和花時間下功夫，我們對別的事比關注眼睛健康來得高很多。比如烈日炎炎時外出,許多人會擦防晒乳，也會選用有抗紫外線功能的陽傘，大部份人都懂得留意皮膚的保養，竟忘了更重要的、眼睛的照顧？過去曾在少數雷達相關技術工作者身上看到因微波傷害造成的白

內障病例，但近年來，不是雷達工作者才會得到白內障，原因就是：人手必備的手機所發出的電磁周波數(GHz)，與雷達十分近似。我們拒絕在社區裡裝手機發射基地，也拒絕在家附近裝設電塔，更不願意靠近風車發電的設備，但我們卻把手機天天貼在身上讓它「微波」我們的眼睛。我們懂得在重要穴道針灸治病，但沒想眼睛的周遭滿布穴道，而人體的穴道部位最容易吸收電磁波，而我們讓3C產品如此接近眼睛的穴道。現代人吃東西越來越麻辣重口味，因為五感，不管是視覺、聽覺、嗅覺、觸覺還是味覺，都滿遲鈍的，因為這5種感官都越來越「重口味」，因而對傷害5官的外界環境遲鈍。

備受心理因素威脅

有一個流傳很久的實驗傳言(不確定是否真實)，告訴死刑犯他執行死刑之日到了，把他綁在暗室裡的床上，讓他誤信已被割腕，要讓他流血至死，其實實驗者只是用冰塊劃過他手腕而已。接著讓他整夜聽到血液滴進桶子的聲音，其實那只是水滴的聲音。結果第2天天明時，這個並沒有被割腕流血的犯人真的死了，因為那整夜的水滴聲讓他認為自己已血流盡了。這個未必是真的傳言，想傳達的訊息是「心理因素」對人的影響至大。同理可推，就像有人因醫生宣判只剩幾個月就會失明或癌症末期會沒命時，有人就會喪志甚至尋短。我們多希望聽到醫生說：「你的近視一年後就會減低200度」「你的青光眼可以治好的」，若沒有聽到這樣的好消息，而是聽到預言：「還有1年、6個月、3個月……可能就會失明」甚至是說「要有全盲的

心理準備」，誰不會有大難臨頭的淒涼呢。實例：史邁爾由全盲靠眼睛運動訓練自己感受到光影的存在，他是沒有水晶體的人，但拒絕接受政府的殘障津貼，最後練成可以運用大腦無須水晶體而「看」到東西。只要參考他的故事，可知心理因素可決定鬥志及康復機率。當前，都說視疾不可逆，但心理、心情可以決定事實，意念可以創造奇蹟或悲劇，心理建設很重要。正面的意志有助健康，大腦的功能是非常非常強大的，用對方法就能有所突破。

中途失明者佔87%：預防的空間很大 ▌ 台灣有近6

萬的視障人，中途失明者約佔87%，將近5萬人，反映出近5萬個家庭與中途失明者正共同承受視障帶來的生活劇變。這個數字說明了：有很高比例的人，若曾有效預防，是可以避免失明的，這就是我們要努力的空間。

眼疾影響表情及性格 ▌ 眼睛不健康造成推骨牌的連鎖

反應，夜間視力不良的人就會晚上不出門。如果白天也覺得視力不行，那就開始離群索居了。宅家或是憂鬱症,都和眼力差互為因果。因為眼睛看不到或看不清,只好待在家裡,而一直待在家裡,就限制了進入腦中的資訊,久而久之就更不想出門了，最後，惡性循環到完全足不出戶。眼力健康，影響個性及外觀，一個眼睛疲憊、沒有配眼鏡或眼鏡度數不合適的人，一定常常瞇眼睛，結果就造成「表情紋」，滿滿魚尾紋的人，通常眼睛不太好。視力的調整，就是個性情緒的調整。目前2300萬人有超過500萬

是50-60歲以上的老年人，再過10年20年會超過1000萬人都是50-60歲以上，他們的視力一定會越來越差。這些族群的眼睛退化到某種程度時，就會不想出門、活動與運動。離群索居、脫離人群，立即影響心理健康，還會引發大腦退化、記憶力減退、帕金森氏症、阿茲海默症......等，各種後遺症都會接踵而來。統計：視障者及老齡人自殺率最高，視力不良帶來社會上的悲劇人口。

人身安全的連鎖反應 ▌

眼疾造成的影響不單只是個人看得清不清楚而已，更可能會造成人身及社區安全上的危害。視力不好的人走路、騎車、開車上路都危機重重，會傷害自己及他人。交通事故中，有許多與司機及路人的視力問題有關。有了老花眼之後,我們看東西的速度會變得越來越慢,反射神經也會變得越來越遲鈍。原本1秒就能快速反應的，就可能變成10秒，路上狀況當然就來不及反應，於是就非常容易造成意外或者受傷。就算自己「過去」開車的技術一流,一旦視力出了問題，就成了一個潛在的危險駕駛。鄰居若有視障者，大家都緊張，怕他在居家生活中，發生水電、瓦斯、鍋具的意外與火災。視障者，是公共安全的定時炸彈。

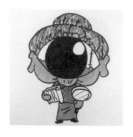

不知道抽菸會導致眼睛累積重金屬 ▌

重金屬會阻礙血液循環，並增加眼球細胞的氧化效應，進而對眼睛造成損害並引發黃斑部病變。統計得知：只有36%的人知道抽菸有損眼睛健

康，即，高達64%的人不知抽煙也傷害視力。

不知道肥胖導致視力不良 ▌ 肥胖會使血壓升高，進而

損害眼睛血管，導致視力變差。統計得知：只有35%的人知道肥胖
會影響眼睛健康。10人當中，有1人完全不知道抽煙、肥胖都是視
力的危害因子⋯⋯身處險境卻不自知，當然就沒有採取護眼措施。

營養貧瘠造成兒童視力問題 ▌ 病從口入，對大人是

如此，對兒童更是如此。當前，許多成人的三餐都在超商解決。
現代父母往往因工作忙碌而無暇照料孩子們的飲食，於是經常讓
孩子們隨意購買外食、速食、食品充飢，長久下來，偏頗的飲食
造成營養不良。外食者以便當、自助餐、加工食品為主餐，那裡
顧得了攤商廠家使用了什麼食材與添加劑。許多小朋友小小年紀
就近視，當然不是因為老化的關係，原因之一是營養不足及外食
的危害。須知速食、加工食品、外食的營養不良或失衡，都會導
致眼睛缺乏必要營養素。不愛吃蔬果的小孩，眼睛的營養更是不
足。我們每天吃到的菜蔬數量已越來越少，加上土壤貧瘠，還有
越來越多的農藥，這都是營養危機。千萬不要錯過營養與發育的
關鍵時機。所以護眼由童年開始，由餐桌開始。

⋯⋯以上，眼睛面對的諸多迷思及危機，真可謂是「族繁不及備
載」。視力的敵人這麼多，視力的未來危機重重，大家一定要及
早關注。

2

大環境的光源與光害

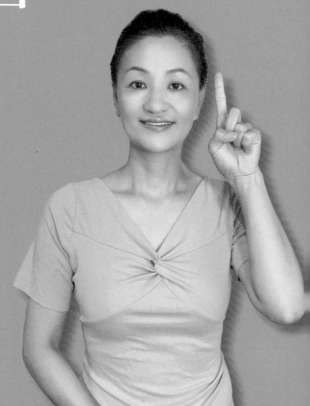

大環境裡的光害 ▋

寫這本書的一大收獲，就是把當前視力問題的罪魁禍首揪出來。弄得清楚了，台灣近視人口超過1300萬、比率居全球之冠、眼疾年輕化……過去都怪升學主義與電視，現在說「3C」產品如洪水猛獸，往往忘了另一個凶手：人工照明光源。大環境的視疾殺手，就是燈光。就算我們不看、少看電腦手機，也脫逃不了視力問題，因為我們整天都活在充滿藍光紫光的「人工照明」的大環境裡。要解決視力危機，要從源頭做起才是根本：停止使用有光害的照明。

光的威力：《量子糾纏》 ▋

所有生命的開始，講得都是光；宗教也是。地表上的植物與生物的出現，都是因為有光；對人類而言，光是色，也是意念。2022年諾貝爾物理獎的《量子糾纏》證實了：「意念」的威力！這是多麼地震撼，它證實了第6感，心靈感應，心念，靈魂，吸引力法則等是真的存在的。這個學術研究，抓到了這樣的畫面：原本的光波，在觀察者看它的時候，當即變成能量與粒子。就比如孩子在房間裡不知是在看書還是在打電玩，你一打開門孩子就會在第一秒鐘裝出你想看的樣子，都是一瞬間的事，所以意念可以改變能量，是真的。有的人得了不治之症，非常害怕，不久就被嚇死了；而有的人得了同樣的病，卻根本沒往心裡去，結果卻活了很多年，甚至還完全痊癒了，這就是信念的力量。光，就是意念，所以我們活在什麼樣的光之中，決定我們的狀態。

對光的既愛又恨

宇宙裡，光無處不在；在當前，光害也無處不在。「光」全面地決定我們的生命品質，可確認的是，健康的光線有助健康，也是生命必須，那麼為什麼光又造成了我們的問題？原因就在我們接受光的種類、時間及方法有問題，以及人類發明許多有害視力的照明設備。再加上新冠疫情增加了商界人士視訊會議、學生的在家視訊學習，在在都加速眼睛問題的惡化。我們感謝艾迪生發明了電燈，1879年10月21日，他在實驗室裡，用碳化的捲繞棉線作為燈絲，成功製作出世界上第一個電燈泡，這個電燈泡發出了大約10盞煤氣燈的光芒，持續了約13個小時，從此讓人類有了「生活之光」。從此光的形式千變萬化，從遠古的火、蠟燭、油燈，到現代的白熾燈、日光燈、LED，雖然取得方式越來越方便，但看不見的危害卻越來越嚴重。蠟燭燃燒會產生PM2.5，煤油燈會產生刺鼻臭味及帶來空氣污染。接下來，日光燈的紫外光強，而且含有毒的汞。近代發展快速的LED（發光二極體），耗電量低、亮度高，看似是照明界一大突破，卻富含藍光與紫光，不管白天還是夜間長時間使用，都會危害眼睛及整體健康。一路演變下來，人工照明給了我們便利，但也帶給了我們有害的電磁波與過多的藍光。有眼疾的人，一定要注意：燈光是源起的罪魁禍首。

@教室裡的光源對學生的影響。

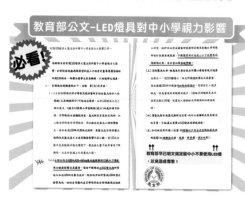

教育部公文-LED燈具對中小學視力影響

必看

教育部早已發文規定國定中小不要使用LED燈，以免造成傷害！

光的「職業傷害」▐

這是人人都該知道的常識：人工照明造成緊張，太陽光則讓人放鬆。如果「學生」也是一種職業的話，那麼我們的學子們在拿到大學文憑前，在教室裡就一直承受著光害。而上班族更是如此，上班族不能決定辦公室用那種光源，於是就得為五斗米折腰付出視力傷害的代價。室內工作如攝影師、錄影師，面對的都是人工照明，透過鏡頭看到的都是藍光，而且在工作中心裡是有壓力的。視網膜的光化學損傷，取決於累積的「光曝照劑量」，這種損傷，可來自短時間但高強度的光曝照，也可能來自低強度但長時間反覆的曝照。所以暴露在有害強光下，即使短時間也會受傷。專業攝影師、錄影師、還有字幕後製製作者這些人，因光害讓他們的職業生命很早就結束，因為視力會快速退化到無法勝任工作。上班族無法決定辦公室的燈源，因為老闆沒有意識到辦公室照明影響員工的健康及工作效率。做裝潢的設計師是否懂得光源光害問題？許多豪宅花千萬的裝潢費，但建築設計師有沒有裝置有益健康的燈具？所謂AI智能屋，是否裝置了昂貴豪華美觀很科技但有害視力的燈光？還有，公共設施的燈總是光亮得嚇人，它們是否對工作人員及客戶有害？以前覺得光亮的百貨公司是賞心悅目的畫面，現在我知道成天在那強光下工作或購物的人承受的是不自覺的光害。還有，目前最流行的自媒體，讓許多人天天都在做直播，他們長期面對的燈源是那一種？更別提卡拉OK狂，整天看著螢幕字幕，也等於在用電腦工作。當前遊覽車上都有電視機，不是唱歌就是放影片，讓人出遊了還在晃動的車中不停地看螢幕。為何會有這些現象，該如何避免？

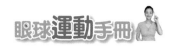

臭氧層的破洞問題 ▌ 即使是自然光線，過量也是傷害。

海邊或海上工作的漁夫、經常下田工作的農夫，50 、60歲就因為長期曝曬在太陽下，因而有了白內障的人比比皆是。現在臭氧層破洞，戶外光害更嚴重傷害戶外工作及生活者。極度用眼的還有戶外的賞鳥族，但透過望眼鏡看到的是賞心悅目的、大自然的自然光影，眼球是放鬆的，光害的程度就較小。

都是藍光&紫光惹的禍 ▌ 為什麼現在這麼多失眠的人？

這麼多以前沒有的精神疾病？在人工照明出現之前,太陽是光線的主要來源，日出而作，日落而息，人們到了時間就會在黑暗中度過夜晚。現在，地球上的大部分地區,夜晚都被照亮了,我們很容易獲得光線，並且善加利用：徹夜狂歡、加班加工，並認為這是理所當然的新生活方式。我們的心想要減少睡眠時間，增加工作娛樂時間，但身體「力不從心」，我們就得為沐浴在萬丈光芒中付出代價。全天的人工照明，已經使身體的生物鐘晝夜節律失常，緊跟著失調是我們的生活作息及情緒周期。於是，睡眠障礙就越來越多越嚴重，接著發生的就是精神病症、癌症、糖尿病、心臟病和肥胖症。人工照明帶來的禍害，就是藍光。本來藍色波長是有益的, 在白天的藍光會提高我們的注意力、反應時間和情緒；但持續到晚上，帶螢幕的電子產品以及節能照明，讓我們持續暴露在極為強烈的藍光與紫光中。即使日落了，但我們已被刺激得無法休息，因此這些光就成為健康殺手。當然陽光中也有藍光的光害，但我們不會正視、直視、一直「盯」著陽光，光線過

強時你會本能地閃避，但我們會好幾個小時一直直視盯看、近著看 LED的PC，電視和3C手機的螢幕。還有，太陽光的光波是綜合的，且是一直會變化的，而人工照明的光波是固定的。藍光帶來的傷害已是眾所周知，我們的自保之道，就是要盡量避免大環境與身邊工具的光害。

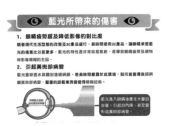

選對燈具保護眼 ▌

現代人有80%以上的時間都處於室內環境下，室內光源影響健康至鉅。陽光、空氣、水，是生物生存發展的必要元素，同樣是光、水和空質，品其不一樣，對人體的影響就不一樣。人類科技發展到現在，已經能製造出各種不同訴求的「水」，也能過濾出乾淨的「空氣」，但是「光線」呢？健康的光，帶來光明；劣質的光，帶來疾病。我們明明知道電燈、手機跟電腦加總的各種藍光會造成眼睛傷害，但是卻沒法解決。過高的亮度及不良的電源品質不僅會造成燈的穩定性不佳，長期使用下，容易引起頭痛及視覺模糊，並造成能源的浪費。

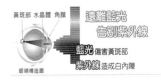

尋找綠能燈具 ▌

優質的光源不眩光，且可讓瞳孔睫狀肌放鬆，降低疲勞與保護眼睛，有效提升閱讀與工作效能。保健養生工具中，不可缺照明燈具，就是要選擇全光譜的健康人造光源。光跟光的光譜是加總的，我們要減少使用貼身的手機跟電腦，更

要重視周圍的人造光源，不要使用火上加油的有害光源。大家都在強調「綠建築」，它的重要指標之一，應包含綠能燈具：無

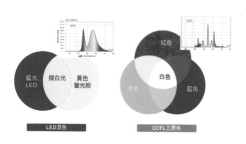

閃爍，無頻閃、無眩光、高演色性、接近自然光，照射下物體顏色不會失真、能安定人的情緒、溫度低(可以徒手觸碰燈管不燙手)。應還有這些特性：燈管輕、可調光、壽命長、抗強光、低耗電及維護成本低、能提升室內冷房效益、可以回收、不吸引飛蛾及昆蟲的燈……這才是我們要使用的健康燈源。

找到了CCFL

之前不懂得「藍漏」、也不知道為了白光我們付出的代價、原來人工照明裡有我們看不見的「閃頻」……這是多麼讓人震撼的資訊：藍光造成的氧化性壓力,是橘光的1萬倍;而紫光更會高達20萬倍，而很多人不知道，我們使用長久的日光燈裡便含有紫光。原來，比藍光更危險的是紫光。紫光的潛在傷害是藍光的20倍，而紫光群還分：（1）紫外光或紫外線：波長在380或是400奈米以內；(2)紫光：波長400到450奈米；(3)藍紫光：波長415到455

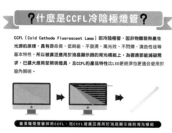

奈米。實驗以波長380nm或以下的「紫外光」長期照射恆河猴，發現它對視網膜的傷害,遠比「紫光」強，而最強的是波長415到455奈米的「藍紫光」。越了解各種複雜光害，我們只有一條路：尋找健康的光源。千山萬水地尋找，終於找到了CCFL，並清楚地比較了各種燈管的差別。

CCFL冷陰極螢光燈管 ▍

過去我們的科技曾落伍脫節、比外國落後很多年，但現在網路全球化，加上媒體的發達，從1980年代以後，科研資訊已經全球同步。我們的科學研發及產品運用，可說已是與歐美同步了。尋尋覓覓……在許多廣告、新品牌中，我們終於發現了健康燈源。由學術界我們找到結論：這樣的綠能燈具早已被我們研發出來了，生產地就在台灣。這種「冷陰極螢光燈管(co cathode fluorescent lamp,簡稱CCFL)」，又稱「元照T1全光譜健康燈」，模擬自然的太陽光，使用三原色全光譜，接近真實原色，藍光也明顯較低，把紫外線和傷眼的藍紫光降到最低。它能避免UVA、UVB、UVC傷害，不讓皮膚產生皺紋，低耗電，相對傳統T8照明，可節省電力40%以上；耐開關，經TAF實驗室認證測試，可開關長達20萬次以上 ；壽命長:光源使用時間可長達5萬小時；輕量化:燈管重量僅115g，減少對天花板的載重；低光衰:

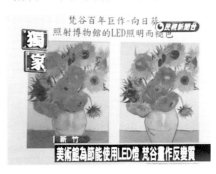

@光源影響畫作實例。

光衰值減少一半以上。但是它的價格驚人，早期一盞就要新台幣200萬。這種燈泡，在國外已行之有年，它是目前可以維護視力與睡眠的無害光源之一，它雖然在國內早已量產市售，只是一般人不知道而已。這是它的缺點：價格較貴，在大量生產前，是一般人較難下手的選擇。

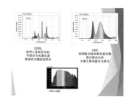

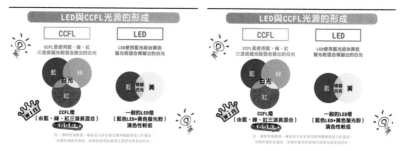

要光明也要黑暗：要啟動暗視覺

古代燭光不含藍光，所以體內褪黑激素能正常分泌，因而不會失眠，且能有效避免癌細胞產生。匡衡「鑿壁偷光」讀書，古人秉燭夜遊；而我們的都市照明越來越亮，就讓「亮細胞」加速死亡。受害的不光是人類，我們有多久沒有看到沒有光害的星星光芒？現代鄉間的強光路燈不但掩蓋了星光，且讓昆蟲飛向充滿藍光的路燈而燙死。柔和的光量才是最適宜的，已知太亮是不好的，但多亮就不宜？我們須要儀器幫助我們來判斷。目前清大有專利研發「藍害量化光譜儀」，可量測辦公室的燈、LED檯燈，這方面我們的防護工作還待進階。好的光源、適度的亮度是不夠的，我們還須要「擁抱暗黑」，學習在全黑的環境下活動，目的在啟動暗適應。

一定要戴抗藍紫光眼鏡 ▌

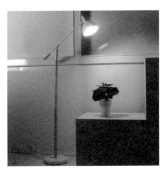

當我們還沒理想的人工照明時，人間又出現了火上加油的電視、平板、手機，讓人類的眼睛不斷地面對不同的新傷害。每隔一段時間，我們的燈源就會因科技和政策而改變，但到目前為止，怎麼換都各有各的光害問題。目前的液晶電視比以前的映像管電視的藍光傷害少很多，但它的電磁波還是很強。光由眼睛的視網膜成像，而成像距離取決於光的顏色（波長）。由於藍光的波長短，它容易與空氣中包含的顆粒（灰塵和濕氣）發生碰撞。當藍光與空氣中的粒子碰撞時，光會散射，造成眩光和閃爍。唯有抑制藍光，才可以減少眩光和閃爍。藍光和紫外線都會引發化學反應，這是老年性黃斑部病變的主要起因。當前家長用3C產品當孩童的「保母」，更常見的是讓老人宅家天天用「電視」當「陪伴者」，有些老人起床後，就有如屁股上有強力膠，整天「黏」在電視機前的椅子上，他們對這些危險因子的警覺性極低。面對資訊時代，要與3C產品的藍光共存，只能減少使用，及戴抗藍光眼鏡。眼鏡鏡片是13世紀由意大利的玻璃製造商首先製造的，1970年代前都是玻璃製，之後出現塑料鏡片。目前鏡片上用特殊的染料，可以將最強藍光的波長減小到450 nm，且抗UV及減少反光染色片或透明鏡片）。但調查所知：只有29%的人知道藍光也會造成眼睛傷害；竟有76% 的人沒聽過E-SPF等級的濾藍光鏡片

及其抗UV功效；72%的人不知道可以配戴濾藍光和抗UV鏡片來對抗這兩種有害光線。還有，許多人並

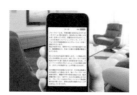
一般鏡片

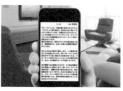
藍光阻隔鏡片

不知道即使是陰天及靠窗的室內，眼睛仍舊暴露於紫外線中。強光度的LED燈你直視時會感到刺眼而讓人忍不住瞇眼，而戴抗藍光鏡片時就較不傷害眼睛。再次提醒，並非所有太陽眼鏡均有UV防護功效。當然，最好是不要直視強光。在豔陽天下工作或待長時間，一定要撐傘，但也要戴上有效墨鏡，這是護眼的基本動作。未配備UV防護功效的太陽眼鏡比不帶任何防護眼鏡更加危險，因為這種眼鏡造成暗下來的光線，讓眼睛要更努力去看清楚東西，反而使瞳孔放大，結果讓更多紫外線進入眼球。若戴的是無度數太陽眼鏡，要確認眼鏡是否有標註99%或100% UVA和UVB防護或UV 400防護。之前的人只知要戴墨鏡、太陽眼鏡，但太陽眼鏡的學問越來越不簡單，因為要抗藍光也要抗紫光，既要抗UV、抗輻射，也要能抗藍靛紫光，而配這種「藍紫膜」的鏡片，由第1代的1500元到現在已要5000~6000元了。說真的，視力保健，無論是光源還是眼鏡，都不便宜。

選對時間曬太陽 ▌ 要曬友善的陽光，上午6點到10點、下午4點到5點曬太陽，才最有助防治骨質疏鬆，同時也不會太熱。只要在大太陽之下擦防曬油及控制適量光照時間就好。

善用「光療」▌ 光線是有巨大穿透力的，人工照明要避免電腦、手機、平板、霓虹燈、辦公室照明等藍光與紫外線傷害的消極防護外，積極面是開始學習「光療」，也就是運用健康光線來做眼球運動。比如《閉眼照陽光》這個「光療」運動，就能訓練瞳孔伸縮，且可以放大到2倍。還有《夜行訓練》可擴張瞳孔9倍。

為地球降溫人人有責 ▌ 越了解光害，越覺得呼籲大家重視光源這件事的超級重要。免除光害，不只是個人健康問題，更是地球暖化的問題。當前，T9、T8、T5的燈管都已成過去式，節能與減碳目標是全球趨勢，民眾生活用電中，有34%是照明燈具用電，這34%的用電是否省電減熱就與地球溫度有關。建議大家日後買燈泡要看標示，美國聯邦貿易委員會早就發佈燈泡新標規定，要求在包裝正面標籤上必須以「流明」而非「瓦特數」來標示燈的亮度。新的包裝正面標籤要將標示特定類型燈泡的預計年能耗。包裝背面將要類似於目前食品包裝「營養成份表」的「照明指標」標籤。該標籤將標示亮度、能耗、燈泡的預期壽命、光外觀(暖光與冷光)、瓦特數和燈泡是否含汞等資訊，製造商必須嚴格遵循這些標籤規定。台灣擁有關鍵技術的CCFL，都有這些明確標籤，當前只要克服價位的問題，相信將來會是解決光害的首選。

3

小我的自救行動：
眼球運動

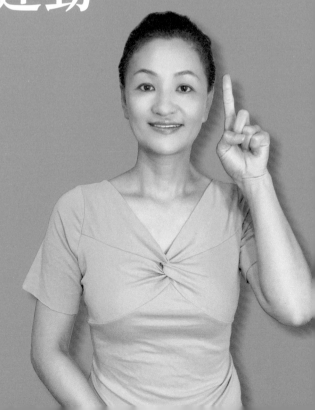

向大師學習：每天都要為寶貴的眼睛運動

想用眼球運動解決視力問題，我們的精神導師，就是有當代眼睛保健運動的鼻祖威廉·貝茲博士(WilliamBates)及《視覺與生命》的作者梅爾·史乃德(Meir Schneider)。梅爾教會了我們，用太陽的力量，用眼球運動的方法，能逆轉視力問題。眼睛是人體最珍貴的、唯一暴露在外的器官，也是結構最複雜、幾乎醒著的時候、每一秒鐘都在使用的最操勞器官。眼睛本來就是心靈的窗口，工作學習、溝通交流都離不開它，它是最累的器官之一。自從電視、電腦、手機、iPad……等電子產品的普及，上至80歲的老人，下至牙牙學語的孩童，越來越多的人每天都在使用電子產品，我們的生活已經越來越離不開這些電子設備，因而讓眼睛更加疲憊不堪而受傷。預防重於治療，養成護眼的生活習慣，已是我們的當務之急。用眼是跟呼吸一樣重要的事情，別等眼睛乾癢疲澀、視力變差時才去研究用眼之道。使用眼球的正確方法，就是讓眼球適當運動，終極目標是訓練交換眼及活化大腦。

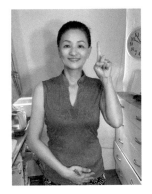

向米雕達人、棒球裁判&速讀專家學習

米雕達人可以在米粒上毫不費力的刻字，這是因為他們凝視著米粒直看，看到後來就會感覺米粒變大了。據說職棒的裁判，及球類運動員永遠不會得老花眼,因為在判決、打球時,他們必須不斷轉動自己的眼睛,等於是在鍛鍊眼部肌肉。第一流運動選手的眼睛一

定很好，大腦即時反應力強的人，就是「反射神經」強，必定有好眼力。不曾見過有人戴著眼鏡來打激烈的足球、棒球的。曾學過速讀的人就知道，速讀靠的就是眼球快速移動，抓取重點，用比正常快數倍的速度，訓練的結果，讓眼球經常快速轉動。記憶專家，也是靠眼力強來創造超級記憶的。許多技藝達人，都是靠超強的眼力來表現特異能力的。了解了眼球運動後，我突然明白，年輕時學會的速讀，對我日後工作的巨大幫忙。因為速讀中，就是眼球在快速移動，等於在運動。我能著作等身、能寫能編、善於抓資料而成為一個編輯快手，我能眼睛到目前還堪用，應與我學過速讀有關。

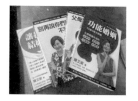

不要「早年失智+失業」 在以前,公司還容得下「窗邊族」(在職場內不受重用的閒置員工) 的存在,但現在只要沒有功能的人鐵定會被裁員。若是視力失能，那就立即會被淘汰。眼力無法校對的人沒法做編輯，眼力無法看細部的人沒法做鐘錶修理員，眼力無法分辨真偽鈔的人沒法坐櫃台，眼力無法看清交通的人沒法做司機。「視茫茫、髮蒼蒼、齒牙動搖」的人，白髮蛀牙假牙無損工作效能，但視茫茫則是立即要出局。視力與腦力是連動的，眼睛一開始老化,外界資訊大減，腦力便跟著退化。突然變得健忘，記憶力衰退,意味大腦的情報輸入能力變差，開始喪失「感動」或「驚豔」的感知能力,最後變成知覺薄弱的人。年紀未到卻讓失智發生，開始說話也無法抓住重點，腦的老化當然帶動眼睛的老化，眼睛會無法對焦。因為集中力衰退,會變得缺乏

耐心隨後認知力、判斷力、理解力都退步。眼腦退化，等於整個人都退化了。腦力退化會逐漸步上失智的道路，遲早會出現所謂的失智症，造成初老症。我們不要「早年失業」，不可不防。最佳預防之道是平日要經常鍛鍊眼力及腦力。而且過了40歲以後，要設法保持旺盛的好奇心，對各種事物都感興趣，經常要有感動的心情。預防失智，就是預防失明。一定要學會「眼腦並用」，如何運動眼腦？到大醫院裡，西醫會提供各種療法，中醫也有耳穴療法、針灸及耳穴貼壓法……等，本書的目的，只是提供在家就可diy的簡易自助運動方法。

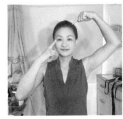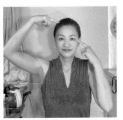

眼睛與大腦的合作 ▌我們常聽到很多職棒選手表達他們的經驗：「球看起來好像靜止不動了一樣」「事先就知道我能打中它」……他們並非在說笑話，是真的。因為「看見」，並非純粹只是「光線射入瞳孔，照射在視網膜上」，它還包含了大腦針對從視網膜傳來的訊息進行判斷和解讀。我們「看見」的關鍵是「大腦」如何解釋、如何調整，然後如何發號施令，要求身體採取什麼行動，而非只由眼睛視力決定。人可以看得見，必須有腦部功能的合作，是大腦在啟動、完成眼睛看的機能。

讓「眼球視力」與「腦內視力」合作 ▌眼睛看得到的能力，稱之為「眼球視力」，而大腦將這些資訊映像化的

能力，稱之為「腦內視力」。人一過40歲就會開始出現老化跡象，腦內視力變差，會影響眼球視力。就算眼睛正常，能將外界畫面抓取到，但若傳到大腦時，大腦無法接收並映像化，也是看不到。所以眼睛運動，要包括眼球與大腦。活化大腦的目的是提高腦內視力，唯有提高腦內視力才能預防因腦老化造成的視力減退。經由運動和放鬆，激發體內大自然的強大力量，運動涵蓋了

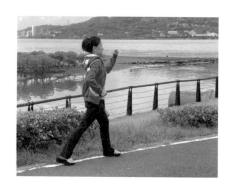

循環、神經系統的視覺器官，進而改善視力。眼球運動的功能，就是要訓練眼球與大腦的合作。把眼睛閉上、不看或少看螢幕手機等，只是消極做法。積極的做法是讓眼睛強壯，讓大腦靈活。

用運動延緩老化

老化從牙齒、眼睛、生殖能力依序開始，每個人遲早要面對這3個功能的退化。有的人已經70歲，看起來卻很年輕，而有些人雖然年僅30卻顯得老態龍鍾，甚至才40多歲就罹患癌症、心臟病、腦血管疾病這些老人才會有的病症。人的老化的程度就因人而異，全看怎麼使用人體，及日常的保養與保健。日常的保養及保健就包括運動，但我們都熟悉各種球類、遊戲類的運動，卻沒有熟悉的視力腦力的運動法。可能是因為視力腦力的運動法是融入生活的，生活習慣或職業導致視力腦力常運動的人就年輕，反之就老化得快。既然視力腦力的運動法

如此重要，我們就刻意設計了許多各種背景的人都適用的視力腦力運動方法。

用眼睛鍛鍊記憶力：「現在視力」＋「過去視力」

所謂記憶力,是記住事物的能力,它需要3種能力共同完成,分別是「輸入資訊的能力」、「保存資訊的能力」、「輸出資訊的能力」。一般而言,頭腦好的人都有絕佳的記憶力。視力不好的人,獲得的訊息變少,腦功能就會跟著退化,如此一來便會陷入腦內視力減退以致送往腦部的訊息量減少,對腦產生惡性循環。記憶力最需要配合的就是眼力,須要瞬間視力,和立刻將瞬間視力反覆固著化的複習能力。因此要靠2種能力：持續的聚焦能力和雙眼協調能力。持續的聚焦能力是持續保持雙眼影像重合為一的能力；持續的雙眼協調能力,則是持續保持兩眼平衡視物的能力。這兩種能力都健全，才能完成當下的視物能力 ：「現在視力」。以「現在視力」看到的事物,能在看到的瞬間自動封存在大腦的記憶中,並不會隨著時間流逝而褪去，這才成為活躍在腦部的「過去視力」。

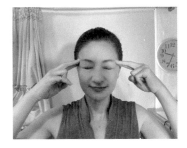

心想事成：創造新的「視覺感」

如果腦海裡已有「怎麼看也看不見」「看不見就算了」「老了本來就看不見」的念頭,潛意識裡的自動解釋就真的會換來「大腦視力減退」的結

果。如果真想停止老花、終止繼續惡化視力，就必須在大腦重建一個信念：「不論近遠,我都能看見!」正如反覆地跟小孩子說「不痛、不痛」,他就真的感覺不那麼痛了。不論現在你的視力有多差。要強化視力，就要先在大腦重新建立一個全新而且正確的信念：我能創造新的「視覺感」。不斷重複信念,是可以創造「結果」的。透過自己的耐心和毅力,你不斷地提醒自己「我看得見」並反覆練習,有一天大腦一定會接受「看得見」這個「事實」。本書提供的「眼球運動法」,每個都在強化這個信念。

強化「雙眼視能」「融像能力」

我們的雙眼通常分視力較佳的一眼「慣用眼、強勢眼」與視力較差的一眼「輔助眼、懶惰眼」。我們看東西是由左眼和右眼合作,把各自視網膜上不同的兩個影像送交大腦,由大腦去判斷、分析,最後整合成一個影像。大腦整合2個眼睛的影像來「看」,而不只是眼睛「看」到的。這種藉由眼睛和大腦通力合作的功能,稱為「雙眼視能」或「融像能力」(即大腦將左右眼的影像合成為一個的功能)。眼球運動的目的之一,就是要強化「雙眼視能」、「融像能力」。

「騙」過大腦：讓兩眼協調合作

本來雙眼是可以同步的,但許多人幾乎已經喪失這種左右眼通力合作的能力。我們不是習慣用右眼,就是習慣用左眼看東西。眼球運動的目的,是訓練大腦,讓它叫兩隻眼睛共同工作,再在大腦中結合影像。正確的眼睛運動,可以「騙」過大腦,能提升「雙眼視能」與「融

像能力」，培養雙側視力(周邊視力)和立體視覺(知道一個物體是離你近或離你遠)，讓兩個眼睛能協調合作。

改善眼睛血流循環

眼球運動的具體目標：改善眼睛血流循環。眼睛的四周布滿非常細的毛細血管，幫水晶體、玻璃體、視網膜這些眼睛構造，輸送氧氣及養分。這些血管若變細變脆弱、有動脈硬化的現象，或體溫過低，都會讓血液循環變差導致視力惡化。眼睛的血液循環一旦變差，不僅會造成視力減退，還可能會引發可怕的青光眼、白內障、黃斑部病變或視網膜剝離等。視網膜如果是健康的，應布滿粗而筆直的血管，若血管又細又呈蛇行狀，就代表流動的血液量很少，蛇行的狀況越嚴重表示血液循環越不好。視力不好的人，網膜血管都很細。離心臟比較近的血管，血液循環會比較好，而離心臟比較遠比較細的血管則循環會比較差，而眼睛本來就是離心臟比較遠的器官，如果心臟弱了，就更難把血液充份打到眼球裡去。如果年紀大了，這現象就更明顯。黃斑部是無血管組織，只能仰賴周邊血管送來養分，攝取的葉黃素也需透過周邊血管，才能提供給黃斑部。近視惡化的眼睛幾乎都血液循環不良，若不做眼球運動，啟動循環，那麼攝取再多的葉黃素也徒勞無功，養分也很難送達黃斑部。如果孩童長期近距離看東西，提早讓血液循環問題發生，那麼近視老花眼症狀一樣會出現，也就是說，孩童也有可能有「老人眼」，所以從小就要做幫助眼睛做血流循環的運動。

簡單的事重複做 ▌ 除了梅爾‧史乃德傳播全球的運動法外，我們也參考貝茲法，及日本許多前輩的運動法，但我們知道大家很難有耐性把它們都做完，尤其是視力問題最關鍵的小孩，及視力問題已嚴重的老人，他們很難理解及實踐複雜、冗長、重複的眼球運動法，因此我們只截取最簡單、最有效果的方法來做分享。其實所有大師們的運動方法都有效，但問題是：一般人總是一曝十寒，虎頭蛇尾，因而最好的運動也是沒有用的。要有效，就要持續、重複做。我們所分享的特別著重第一步的暖身操，因為視力及所有健康問題，都始於緊張壓力，唯有先放鬆，才談得到改善視力。

隨時隨地都可以做 ▌ 發生視力問題，先要試著透過「眼球操」改善。不要靠點眼藥水、散瞳劑，不要因為「看不清楚」就急著去配眼鏡，小心你的視力永遠回不去。眼睛跟身體一樣，都需要「運動」才能真正消除疲勞，眼球運動的重點在於鍛鍊眼部肌肉、活化大腦，從根本來解決視力惡化的問題，絕對安全無副作用。它比雷射手術安全、省錢。一天之中不限任何時間都可做，無論在家還是在辦公室，眼睛感到疲累就能練習。張開眼睛就能做，不用任何輔助工具，沒有時間地點限制，想到就能執行。

以良好視力迎接長壽 ▌ 在有生之年，拜科技之賜，我們也許可以活不只100年,那麼我們就該保養眼睛，讓我們一生都可以看得很清楚。

同步美容：眼球運動就是臉部運動 ▌ 想要趕走法令紋、木偶紋？想要對抗地心引力的牽引、避免皮膚老化？就要經常鍛鍊眼肌和表情肌,活化肌肉,讓眼睛炯炯有神、表情煥發神采,而方法之一就是練眼球運動。經常做眼球操,會讓表情肌變得協調,大小臉、大小眼的差異就會逐漸改善。做時一定要放鬆你的臉,當下巴鬆下來時,臉頰比較長時,臉才是放鬆的。愛漂亮的人,趕緊每天做眼球運動。

暖身(放鬆、熱身)操

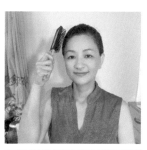

眨眼 ▌ 要時常向世界「眉目傳情」,隨時眨眼,就是最簡單的放鬆動作。

放鬆操：梳頭 ▌ 這招太簡單,太好用了。早上、晚上,隨時,一有時間機會就梳頭,不是順著髮型梳,而是四面八方不同方向、正方向、反方向地梳,它讓你立即精神變好,頭部放鬆。

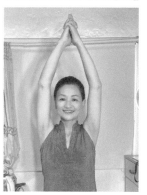

放鬆操：天天向上 ▌ 戴著厚重的眼鏡,已經習慣正前方的小範圍焦點,長期的勞累帶來內在你不自覺的緊張。所以做眼球運動前,先要讓身體放鬆。可以先做這個簡單動作：雙手扣緊上舉8秒+閉氣8秒+放下8秒 → 重複做8次

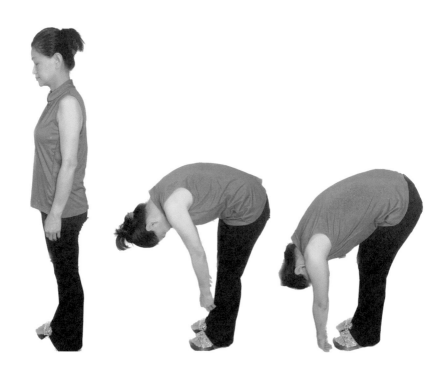

放鬆操：掛溼毛巾 ▌ 這一招我常用在演講開場時，只要看到台下的人一片疲倦緊繃的氣氛，就會帶領大家這樣做：想像自己是一條溼漉漉的毛巾，越來越溼，垂掛在衣架上越來越沉，由頭部非常緩慢地向下一吋一吋地向下垂(類似瑜伽的「別針式」)。雙手完全不用力，自然跟著垂下，讓手掌能貼地最好。慢速下垂30秒+閉氣8秒+緩慢回復站立姿，時間約30秒 → 重複做4到8次 。你整個身體會立即放鬆。

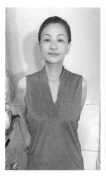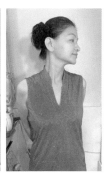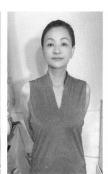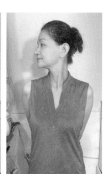

放鬆操：慢速左右搖擺法 ▌ 坐著或站著，雙手在背後緊扣，左轉8秒+回正8秒+右轉8秒+回正8秒 → 重複8次

放鬆操：快速左右搖擺法 ▌ 正正地坐下來,或正正地站著,以每秒1次的速度左右搖擺身體,持續進行3分鐘。乾眼症的原因是身體和腦部失去節奏感,這個有節奏的左右搖擺,可以對腦部施加節奏性的刺激,有助大腦再次連接眼睛。

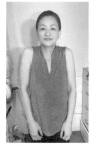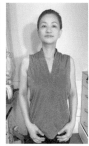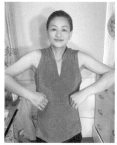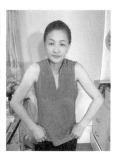

肩膀操 ▌ 肩膀用力抬高,然後放鬆落下,做8次→肩膀由前向後轉動8次→再由後向前轉動做8次→右肩施力抬高,左肩保持不動,放鬆落下做8次→左肩施力抬高,右肩保持不動,放鬆落下

做8次。 這是所有運動都會做的暖身操。

熱身操：乾刷皮膚

先讓你的大腦、眼睛乃至全身先放鬆下來，這個方法隨時可做，洗澡時也可順便做。洗澡前，使用乾淨的、硬硬的豬鬃毛的刷子，在乾(或溼)的皮膚上簡短輕快地，可從腳踝刷至大腿，也可從手掌刷至上手臂，都向著心臟的方向前後上下地刷，這簡單的動作可促進血液循環，皮膚排毒，你會立即神清氣爽。我們的皮膚比我們想像的堅強得多，放心，要用硬硬的豬鬃毛的硬毛刷子，軟刷子沒有用。

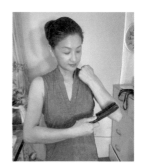

熱身操：搓揉耳朵探耳洞

這一招沒想到吧。當你覺得睏時，眼睛疲倦時，就馬上拿下眼鏡，各方向地搓揉2隻耳朵，最好是搓到熱，馬上會讓腦袋清醒，眼睛血流暢通。也可以在掌敷之後,再一次揉搓你的手,增加手指的血流,然後一面呼吸一面把小拇指盡量深入你的耳朵，讓耳朵暫時從外面的噪音中得到休息。

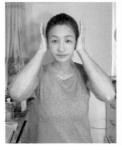
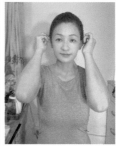

熱身操：左右拉址耳朵

這一招更簡單，當你覺得睏

時，眼睛疲倦時，就馬上
拿下眼鏡，左耳向上拉時
右耳向下拉，再換右耳向
上拉時左耳向下拉，你會
立即精神變好。

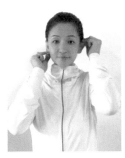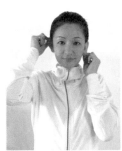

熱身操：走路或快跑 ▎

走路或慢跑，是維持健康和活力
的法寶，它適度地保持血液暢通，走著走著你就會放鬆起來。但
要注意保持正確的姿勢,腳跟先下,腳尖再跟隨其後,脊椎要挺直,

下巴往上抬,肩膀向後。不要低
頭走路，眼睛朝著你行走的方向
看,脖子才不會僵硬。走路不須
快速，但跨步要大，有此一說，
跨步步幅大小，就是壽命長短的
指標。不建議激烈的快跑，它讓
你緊張而非放鬆。

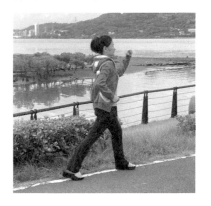

「甩手」功 ▎

這是傳統的生活運動，在各個武功派別裡，
它有數十種甩法，而最簡單，目前最普遍的就是「平甩」。方法
很簡單，雙手平舉，放鬆地向下向後甩。每甩5次就微微向下蹲1
次。這動作可以一面看電視、一面講話時同時做。

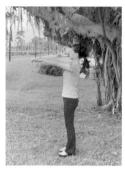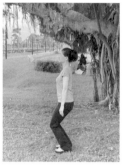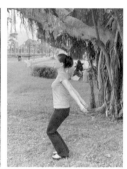

熱身操：瑜珈 ▌ 改善血液循環伸展運動成效最好，有強效

伸展運動的瑜珈成
效是最好的，做伸
展運動就能伸展刺
激平常沒有運動到
的肌肉，全身的血
液循環就會變好。

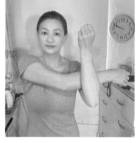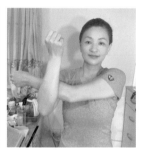

促進血液循環就是保健眼睛 ▌ 看東西時就在耗費能

量，人在靜止狀態下能量有一半都是用在眼睛上(也就是用來看
東西)。如果血液循環差，無法把充分的氧氣和養分送到眼睛的細
胞，看東西的能量不足，不但會看不清楚，還會讓眼睛細胞開始
老化，所以促進血液循環就是保健眼睛。

放鬆工具 ▌ 若想要放鬆效果更快更好，可使用越來越科技的

頸按摩器、頭部及眼部按摩器。在購物平台及網路上都能找到。

眼球運動

鍛鍊眼部肌肉 ┃ 眼肌分為眼球外肌，和眼球內肌(睫狀肌)，它們合作控制雙眼的上下左右協調運動，讓眼睛可以看遠看近並配合明暗做調整，完成識別顏色種種複雜的功能。一顆眼球的眼外肌肉，周圍共有6條:4條直肌,2條斜肌。這6條肌肉彼此協同、共同合作而讓眼球可以順利轉動。長時間近距離盯著電腦螢幕，一旦用眼過度，讓睫狀肌持續呈現緊張狀態，等於很少用到眼球外肌，調節焦距的功能當然就變差而造成近視或是老花眼。想要讓調節焦距的功能起死回生，恢復正常的視力，就要增加水晶體和睫狀肌的彈性，必須運用適當的訓練方法來改善血液循環，促進新陳代謝。

正面意念引導 ┃ 人無遠慮，必有近憂，有眼疾很正常，但人生就是選擇題，你可以選擇接受惡化，也可以選擇改善它。要有「我看得見」「視力會改善」的意念，同步在大腦裡留下這些指令及記憶,進而提高「大腦視力」,有助於視力的恢復，倍數提升眼睛和大腦。有意識地活動眼部肌肉,有助於幫助眼部血液循環,解除血流不順的問題，就能開始強化眼球後部的肌肉，預防視網膜剝離。

不要亂用工具

有這種所謂的平衡眼罩用眼鏡，根據的是針孔原理，宣稱透過一個一個針孔來看，就會看清楚，可提升影像的清晰度,並且活絡視網膜。其實這種功能，你自己用手捂個小洞來看東西，也會有同樣的效果，但這不是真實的效果，也沒治療的效果。

眼球運動模式

不管用那種方法及工具，有效的眼球運動有千百種，但不脫這些動作：

1. 看遠看近→訓練眼睛的調節能力，舒緩眼睛的疲勞感。流體式的運動，增加眼睛內部的流通及靈活度，同步舒緩壓力 。
2. 彈跳模式 →利用乒乓球原理理訓練眼睛。
3. 追瞄→屬於「慢速動作」，讓眼球專注在標的物不動，藉以移動臉部達到提升 (動態視力)。
4. 跳視→加速眼睛瞬間移動，刺激大腦整合資訊的能力，也是提升追焦能力(動態視力)。
5. 轉圈圈模式 →360度旋轉，平日過度集中注視，看東西範圍縮小，失去景物深度，轉圈可啟動周邊視力。
6. 定點閃爍模式 →刺激下意識眨眼，養成眨眼的好習慣。
7. 同步做聽力訓練：可重疊使用時間就更好。
8. 若同步使用遠紅外線能量磁石就更好，可以促進血液循環，增加大腦與頸部的流量。

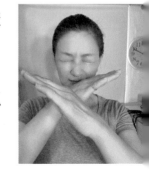

逆時鐘轉眼珠 ▌ 常轉動眼球！順時鐘與逆時鐘都要做。修

行界的人有此一說：順時鐘轉眼球是強化意念，逆時鐘轉是清理
負面記憶，請參考。西方的睡眠專家告訴我們，做夢時段，也就
是「眼球快速轉動階段(動眼期)」，能夠提升我們的智力，也能
清洗日間的種種。但是，在夢中眼球的快速掃視動作，卻讓眼睛
無法完全放鬆。因此，做夢太多應該不是好事。有意識的轉眼球
是好的運動，而夜裡「快速轉眼球時段」反而讓眼球不得休息。

眼球操注意事項 ▌ 眼球訓練後的普遍感覺：視線變亮、

變清楚、 變鮮豔、 眼睛壓力下降、眼睛舒適、感覺輕鬆、眼訓
過程想睡覺。眼球運動，讓眼睛上下前後、內聚、外展往各方面活
動，並且搭配按摩與簡單的體操，調整眼睛的肌肉，讓眼睛得到血
液與氧氣的供應，視力就有機會可以回復。要遵守以下原則：

1. 臉朝正前方,頭部永遠固定不動，脖子也不轉動，只轉動眼
   睛，或慢或快，追視或跳視。

2. 視力訓練時頭部若移動，就不會動到眼部肌肉，所以要盡量維
   持頭部固定位置。

3. 目的是要打破近距離用眼僅用到那幾條眼部肌肉的習慣，要讓
   平時少用的全部肌肉都伸展開來。

4. 轉動眼睛時,感覺到緊繃的部位,就是你平日缺乏運動的肌肉，
   這個動作就要多做。

5. 做完眼球操千萬別馬上看電視、電腦或用手機，要讓身體留下
   記憶。

6. 做好最好是喝個水，休息一下或去睡午覺。

7. 特別注意：高度近視或視網膜剝離風險的人，絕對不能快速轉動眼球。轉動眼球的運動要慢速做，不可快速做。若急速轉動或急停，眼球裡的玻璃體會面對拉扯的力量，對於視網膜比較脆弱或本來就有破洞的人來說，這股拉力太強的話，就會產生視網膜剝離的危機。

8. 運動目標：(1)訓練周邊視力；(2)盡可能拉寬手臂距離而伸展手臂肩膀；(3) 同步活動到較少用到的手臂肌肉；(4) 讓腦袋變得清晰。覺得追視困難的人可以縮短距離。

9. 面對視力問題，重點不是去配到1.0或0.8的矯正眼鏡，而是讓裸視度數降低。

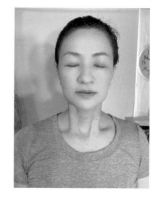

★讓眼睛全方位運動★每種眼球操的共同目的，就是隨時經常讓眼睛脫離近距離工作，停止長期聚焦，調整用眼方式，再加上其它規律運動及充足眼球所需的營養，這就是養眼護腦的不二法門。

閉眼+倒吸麵條 ▌ 太極、氣功、瑜伽、皮拉提斯、Bodybalance是大家都很熟悉的呼吸加體能訓練法，而大家比較少接觸的古代《百步穿楊氣功》的10多種功法中，有一招適合幫眼球做運動。方法很簡單，就是把一直向前直視的眼球反其道而行，向後運作。方法是：先閉上眼皮，然後想像眼球在吃好吃的麵，把麵條連同鮮美的湯汁一起往後方吸入，吸麵時默數8秒後

張眼放鬆，接下來快速眨眼8次後。重複做8次後休息。記得：全程都在放鬆的狀態下做。

皺眉頭 ▌ 皺10秒鐘後，放鬆舒展10秒鐘。重複做。別怕因此會有皺紋，健康比美麗重要；健康的皮膚不會有皺紋。

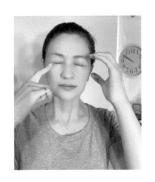

「乾眼症」眼球保健法 ▌ 乾燥，是眼睛健康、青春與美容的大敵。讓我們先來處理非常普遍的乾眼症。除不斷眨眼及休息外：

1. 不要用自來水噴眼睛，因為裡面有許多氯及重金屬(曾用還原方法測過的人就知道)等雜質。
2. 選用安全眼藥水。
3. 可自製眼藥水。只需準備8毫升的蒸餾水和1小匙天然鹽,將兩者混合即可。
4. 可至藥局購買人工淚液（有藥水或凝膠形式）或藥膏。配戴隱形眼鏡者，則應先向驗光師諮詢合適的用品。
5. 可用小噴霧器，但一定要噴過濾過的小分子的水。

「乾眼症」眼球運動 ▌

1. 單眼眨眼─反覆強化眼周肌肉，首先右眼左眼、右眼左眼反覆

眨4次。接著是右右左左、 右右左左反覆眨眼4次。最後是右左右右、左右左左反覆眨眼4次。每天做5 至10回。

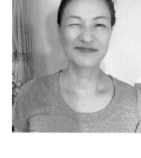
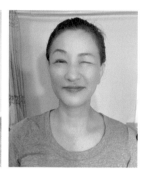

2. 雙眼眨眼：反覆強化眼周肌肉，每天做5至10回。

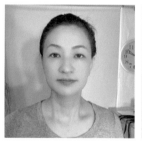
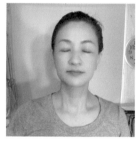

★每個人每分鐘平均要眨眼至少12到20次，每次眨眼需要0.3到0.4秒，而每次眨眼與上次差不多間隔2.8到4秒。

一直處於緊張狀態的人往往已無法正常眨眼，連在做眼球運動時都有困難，此時可在全黑的房間裡練習，慢慢就能正常眨眼了。

3. 鳳眼(用手向外拉繃緊眼皮)慢慢眨眼，使用食指將眼尾往外側拉提,然後慢慢眨眼10次。每天做5至10回。

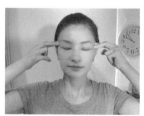

4. 熊貓眼(用大拇指和食指將上、下眼皮撐開)：慢慢眨眼10次。每天做5至10回。

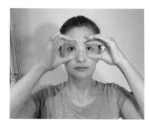

5. 用熱巾敷熱，軟化眼周的僵硬肌肉。

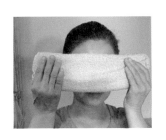

6. 按摩眼周，促進眼周循環，將大拇指和
   食指置於眼頭,朝上、下各按摩8次;接著
   再往前、後按壓8次。每天按摩8回。

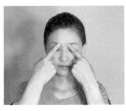 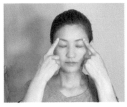 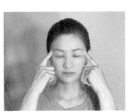

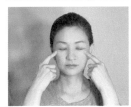 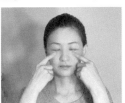 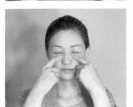

7. 按壓眼球溝槽：促進房水循環不阻塞，每天做8回。

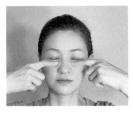 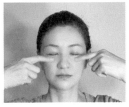 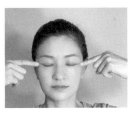

8. 凝視法：眼睛張大,凝視某一點,一直凝視到眼睛很乾,出現刺痛
   感,然後再眨眼8次。反覆做8次,目的在刺激淚腺,讓淚水自
   然流出。

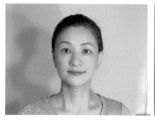
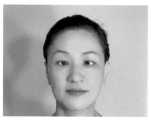

9. 打呵欠法：凝視法後,再大動作地伸懶腰、打
   呵欠,很自然就會有眼淚滲出。這是因為淚腺
   獲得刺激,打通淚腺不再阻塞。每天做8回。

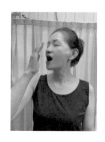

立即「降眼壓」方法

1. 大量攝取含「花青素」的營養食物:促進血液循環、強化血管。

2. 按壓眼球溝槽:刺激神經,恢復腦力。用3根手指(食指、中指、
   無名指)按壓眼球上溝槽,手指上下來回輕壓8次;再用2根手指
   (食指、中指)上下來回輕壓眼球下溝槽8次。眼球上溝槽的上
   眼窩孔有動眼神經、滑車神經、外展神經分布,刺激眼球上
   溝槽,即是刺激這些神經,這些刺激訊息會被傳送至大腦,恢
   復腦力。

鬥雞一下吧

舉起食指置於眼
前正前方,慢慢靠進鼻子,停在兩眼
中央,讓眼睛做鬥雞眼動作,維持8秒
不動。食指慢慢遠離8秒,正常直視8
秒,手指再慢慢靠近雙眼間。眼睛隨

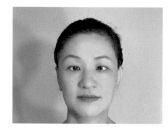

著食指的位置，8秒鬥雞眼、8秒回復正常，來回8次。無法做出來的話，可以咬緊臼齒、或是咬住竹筷一邊吸氣呼氣一邊把眼球往中間靠近，保持3分鐘左右，眼底有可能變得很酸痛，這是很正常的，因為我們平常沒用到的肌肉會呈現緊張狀態，就像進行肌肉訓練時越接近臨界點就會覺得越辛苦，肌肉還會顫抖這也是正常的。鬥雞眼會用到所謂的「眼外肌肉」。隨著年齡增長，眼外肌肉會逐漸老化、硬化，終於無法隨心所欲，雙眼很容易失衡。這是遠近調節的運動，就像照相機對焦一般，讓睫狀肌一下看遠一下看近。將大拇指立起，置於眼前，慢慢朝自己靠近，一直看著大拇指。一般人平日不會將眼球朝內側集中，所以有人是做不出鬥雞眼的，要耐心練習。因為看不到自己是否有做到鬥雞眼，所以要請人在一旁幫忙檢查眼球是否朝內側集中，是否有做出鬥雞眼。有些人可能沒辦法同時「鬥」起兩隻眼睛，要耐心持續練習。鬥雞眼動作訓練內直肌和睫狀肌，可以矯正兒童外斜視問題，可訓練成人轉換睫狀肌的鬆緊度，及消除眼睛疲勞。常常做鬥雞眼：強化眼球集中力，對初發性老花眼幫助很大。這個訓練在剛開始的時候，請記得累了務必立刻休息，不可以硬撐，每次進行一分鐘即可。這個動作可以舉單隻手做，也可以雙手同時做。做時若造成眼球的酸痛疲勞就不宜勉強，要注意。「鬥雞眼動作」不是每個人都適合做，高度近視、散光、視網膜已剝離、開過刀的人不可做，曾有近視1000多度的人做過度而撕破了視網膜。坊間有五花八門的各種工具、運動法，選擇使用時要注意安全。

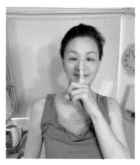 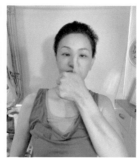 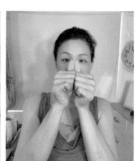

歪左右內斜視運動(鬥雞眼)

兩眼向內看,運動內斜視相關肌肉8次。向左歪著脖子做8次,向右歪著脖子做8次。這樣可以動用到眼睛周圍所有的主要肌肉,防止眼球軸距繼續拉長。

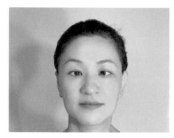 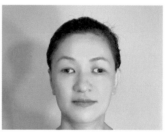

歪左右外斜視運動(脫窗)

兩眼向外看,運動外斜視相關肌肉8次。向左歪著脖子做8次,向右歪著脖子做8次。 這樣可以動用到眼睛周圍所有的主要肌肉,防止眼球軸距繼續拉長。

起床仰躺闔眼練習

起床前、上床後放鬆地閉眼,20秒鐘裡閉眼10次。每天早晚都做1次。這項練習有如熱身,有助於防止眼軸繼續拉長,並且按摩眼球,促進眼部的血液循環。

表情肌訓練：張臉+皺臉 ▍ 先用力把眼睛和臉頰皺成一團，停留8秒鐘，接著把眼睛和嘴巴張到最大(眼光直視最遠方)，同樣停留8秒鐘。整組動作重複8次。這動作可以讓全臉肌肉張力均衡。

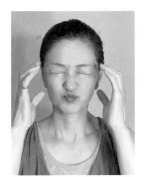

上眼皮表情肌訓練 ▍ 頸部伸直,頭抬向天花板,但眼睛朝下看,然後慢慢眨眼,拉展上眼皮8次。每天做8回。

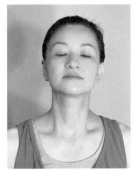

下眼皮表情肌訓練 ▍ 縮下巴,眼睛看天花板,然後慢慢眨眼,拉展下眼皮8次。每天做8回。

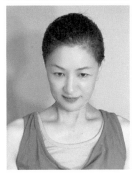

眼珠骨碌骨碌運動 ▍ 眼肌,因而很少用到轉動眼珠的外眼肌,導致眼球維持在固定不動的不自然狀態。再加上重力影響：眼球就像水球,如果採取前傾的不良姿勢(低頭看手機、趴著睡),都會讓眼球往前垂掛。所以要經常骨碌骨碌的轉動眼球,對外眼肌進行

按摩;白天盡量保持抬頭的姿勢,睡覺時也要仰睡,這都有助於預防視網膜剝離。

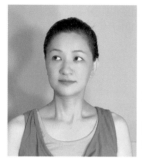 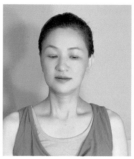 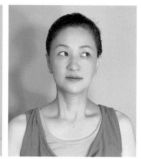

8字+無限大符號運動

頭不動,用眼睛順時鐘寫8字8次;用眼睛逆時鐘寫8字8次;用眼睛順時鐘橫寫無限大8次;用眼睛逆時鐘寫無限大8次。流體式的運動可幫忙視網膜代謝堆積的廢棄物。

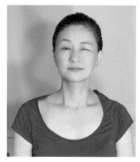 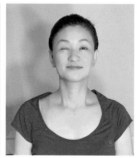

單眼開闔訓練

先向前看,先閉上左眼再閉上右眼,做8次。

再向右上看,先閉上左眼再閉上右眼,做8次。

再向右下看，先閉上左眼再閉上右眼，做8次。
再向左下看，先閉上左眼再閉上右眼，做8次。
再向左上看，先閉上左眼再閉上右眼，做8次。

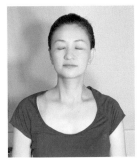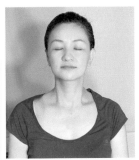

闔眼慢速跳視時鐘(順時鐘+逆時鐘)運動 ▍

先做順時鐘：先輕輕闔上眼睛,接著稍用力把眼睛閉上。保持完全閉眼的狀態,眼珠往右看8秒鐘,再將眼珠朝右下、正下、左下、左、左上、正上、右上各看8秒。再做逆時鐘。整組動作早晚各做2次。這樣能促進眼周血液循環,強化上下眼皮的肌肉力量。

闔眼快速跳視時鐘(順時鐘+逆時鐘)運動 ▍ 同上，
只是速度加快。

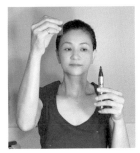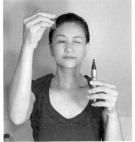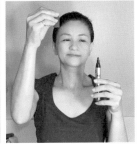

蓋筆蓋訓練 ▌ 將一支筆放在眼前,一手拿著筆蓋舉高,每秒1次將筆套上筆頭。一開始用兩眼一起看,接下來只用右眼,再來只用左眼,早晚訓練3分鐘。剛開始用粗大的簽字筆,接著用較細管的原子筆。你馬上會發現2眼的蓋筆蓋動作有差別,這個訓練可以提升視點移動能力、雙眼視物能力、空間認知能力、眼腦並用的共同作用 (神經反射能力)、鎖定目標能力(Targeting)。

直線走路訓練 ▌

閉著眼走直線,請人在旁幫你錄影,通常不是偏左就是偏右。這就反映出:大腦的地圖是不平衡的,所以走起來會歪歪斜斜。偏右邊走的人,眼睛請向右看1分鐘;偏左邊走的人,眼睛向左看1分鐘。之後,再次閉上眼睛嘗試走直線,你有可能就走出一直線。這個方法可以使腦內地圖正常化,並修正散光。

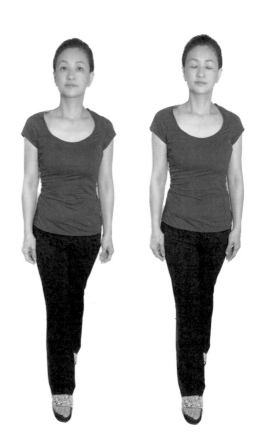

反覆看手上的名片及遠方的月曆(有字的畫報) ▌

看著前方手伸長拿著的名片，仔細看，放鬆著用心看，眨眨眼，然後你會發現,名片上的字變清楚了;接著慢慢吸氣,再慢慢吐氣,將名片拿至眼前,這時會覺得視力更加清晰。透過反覆訓練,對焦調節力會逐漸進步。這就是對焦調節力運動,因為練習看遠看近,恢復毛樣體肌彈性,強化「對焦調節力」。近視是眼球屈光異常,老花眼是對焦調節異常(水晶體為了對焦,會自動變厚或變薄)。對焦調節能力好壞,以屈光度 (diopter) 來表示。要看見近距離(30公分)的物體,至少要具備3屈光度的對焦調節力;要看見50公分遠的物體,需要2屈光度的對焦調節力。若保有3屈光度對焦調節力,就算沒戴眼鏡也能輕鬆辨識近距離的物體。

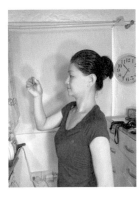 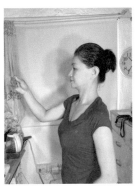 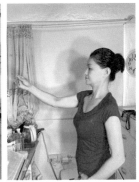

四面八方追視+跳視眼球操 ▌

慢速度《方框4點追視》右上+左上+左下+右下 →順時鐘8次,逆時鐘8次

快速度《方框4點跳視》右上+左上+左下+右下 →順時鐘8次,逆

時鐘8次

慢速度《圓形追視》圓形 →順時鐘8次，逆時鐘8次

快速度《方框4點跳視》右上+左上+左下+右下 →順時鐘8次，逆時鐘8次

慢速度《8字追視》由上向右8次，反方向8次

快速度《8字追視》由上向右8次，反方向8次

手臂四面八方追視+跳視眼球操 ▌ （最好站著做）

慢速度《方框4點追視》上下+右上+左上+左下+右下順時鐘4次，逆時鐘4次。

快速度《方框4點跳視》上下+右上+左上+左下+右下順時鐘4次，逆時鐘4次。

慢速度《三角形3點追視》上+右+左4次，反方向4次。

快速度《三角形3點追視》上+右+左4次，反方向4次。

左右開弓周邊視力：擴大餘光視野訓練 ▌ 臉朝正

面，將大拇指立起豎在眼前高度，離臉部10公分，雙臂慢慢朝水平左右兩側盡量分開，左眼餘光追視左手，右眼餘光追視右手，以眼角餘光捕捉大拇指指尖，一直伸展至看不到兩隻大拇指指尖的位置，這就是你的眼睛餘光的極限。接著再緩緩回到眼前。每次做8次，經常練，就會擴大你的左右視野幅度範圍。剛開始看不見大姆指沒關係，慢慢訓練到能看見為止。這能刺激你的周邊細胞，讓你的中央細胞得到一個喘息的機會，並會發覺視野變得愈來

愈寬廣。記得：配合吸氣、吐氣伸展。這個練習，基本上有鬥雞眼的合併效果。

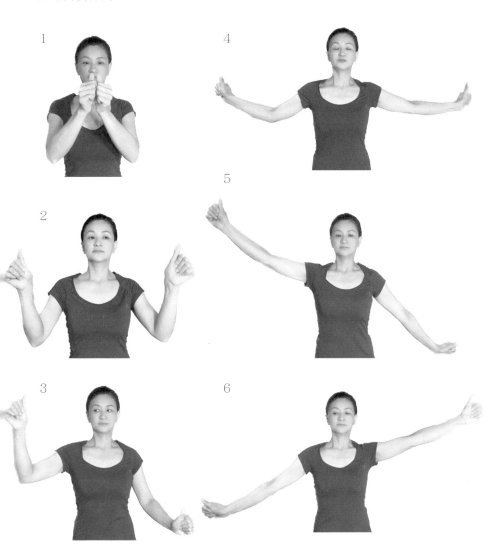

四方開弓周邊視力：擴大餘光視野訓練 ▌ 同樣的

動作，但雙手是：1、一手上一手下 ；2、一手左上+一手右下；3、一手左下+一手右上。都做8次。經常練，刺激你的周邊細胞桿狀暗細胞，久而久之，就會擴大你四面八方的視野幅度範圍。

針孔墨鏡：「針孔效應」▌ 可讓影像聚焦在小孔中，

讓人不必戴眼鏡也看得清楚。在休息時間，例如洗澡、看電視、吃點心、聊天時戴針孔墨鏡，你會發現此時眼睛不用刻意聚焦，外界影像也會很清晰。這個原理是，所有光線集中在最小的孔洞裡進入眼睛，使近視、遠視、散光都得到調整。眼科診療時會以針孔效應來解除光學或屈光度引起的視力變化，在光學部份都完成聚焦之後就是病人的短暫最大視力(但它不是你的真實視力)。其實你如果用手弄成一個小洞來看東西，也會有同樣效果。如果從針孔中還是看不清楚，就可判斷並非是屈光的問題，而是有要趕緊找專業醫生另做檢查。坊間有業者販賣價格不斐的針孔墨鏡，誇大宣稱可以治療眼疾、回復視力，這種宣傳是不實的，不要上當。

亮眼眼球操

眼球操有千百種，光是以上都有效的傳統眼球運動操，你可能沒有時間都學會、都做。為了節省時間及好記，綜合以上及貝茲、史乃爾在全球推廣的眼球操，在此整理成以下的《亮眼眼球操》，這16招運動是一定要做的，因為非常有效、簡單易做，能具體幫助視力，讓你的眼睛亮起來！

1 眨眼操(訓練瞳孔縮放)

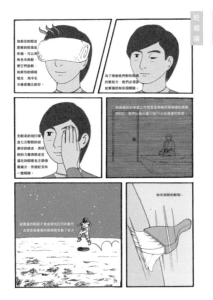

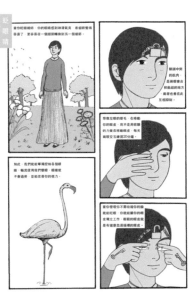

眨眼運動：滋潤+保溼+除塵 ▌ 這是最基本款的眼球運動：眨眼。手機、電腦等電子產品霸佔了我們的日常生活後，「目不轉睛」成了常態，直到眼睛發出「我好痠好累」的信號，我們才依依不捨地把眼皮放下來，接著乾眼症一定找上門。電腦屏幕強烈的光線對人眼刺激很大，加上距離近，眨眼次數會銳減，久而久之就會引起淚液蒸發而乾燥，尤其是佩戴隱形眼睛者，更容易引起乾眼症。有人白天過度專注看電腦螢幕,使得眼睛表面水分蒸發,導致眼睛變得乾巴巴，甚至有人睡覺時眼皮都閉不攏。最簡單的，也最重要的對治，就是經常眨眼睛，讓自己的眼睛分泌淚水來濕潤眼睛，恢復眼睛「原有的功能」才是當務之急。不想得乾眼症，就要分泌眼淚和油脂(由瞼板腺腺管分泌)來延緩淚膜的水分蒸發。我們要增加淚膜穩定、促進淚膜分布、維持眼表的光學表面。一直處於緊張狀態的人往往已無法正常眨眼，連在做眼球運動時都有困難，此時可在全黑的房間裡練習，慢慢就能正常眨眼了。

正確完整的眨眼 ▌ 快速的閉眼動作，稱為瞬目反射，也就是眨眼。每眨一次眼睛，眼瞼眼皮就放下來一次，讓眼睛形成一層薄薄的淚膜來滋潤眼球。正常1分鐘至少至少要眨眼12到20次以上，也就是2～6秒就要眨眼一次，每次眨眼至少要用0.2～0.4秒鐘時間。通過不斷分泌淚液、脂質，來使淚液均勻塗在角膜和結膜表面，形成淚膜，保持眼球不乾燥。90％乾眼治療效果不好的病人，都有眨眼不完全的問題，即使油脂分泌正常，不

完全眨眼會導致油脂無法均勻分布在眼表。眼球必須分泌足夠的油脂粘液，才能幫助淚液吸附在眼球上。正確的眨眼動作是上眼瞼碰到下眼瞼，但是眨一半的人往往是上眼瞼眨到一半就彈回去了，眼睛中央這條線往往分布不到淚液，造成角膜下方的乾燥，於是，眼睛的水平方向會出現眼紅症狀，有瞼板腺功能障礙的患者甚至可能會加重症狀。眨時時要讓眼皮真正完全閉上，才能把淚腺和瞼板腺中的「潤滑劑」（油脂）好好擠出來。眼球肌肉若已鬆弛，就無法好好眨眼睛。經常眨眨眼，能強化上眼皮和下眼皮的肌肉力量。乾眼症並不會導致永久性的視力損害，少有併發症，只是會讓你在用眼時非常不適。使用市售治療產品，配合眼球運動，通常約一週即可解決問題。工作前，工作中，隨時記得眨眼。

正面前方眨眼操 ▌ 閉眼默數8秒→張眼8秒→每分鐘完成
完整眨眼動作6次以上。

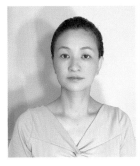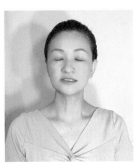

四面眨眼操 ▌
眼朝正前方看，緩緩地眨眼8次；

眼朝正上方看，緩緩地眨眼8次；

眼朝正下方看，緩緩地眨眼8次；

眼朝右斜上方看，緩緩地眨眼8次；

眼朝右斜下方看，緩緩地眨眼8次；

眼朝左斜下方看，緩緩地眨眼8次；

眼朝左斜上方看，緩緩地眨眼8次。

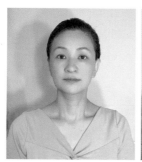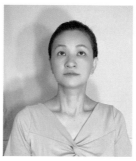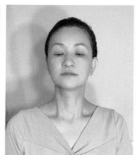

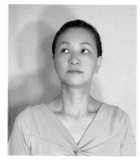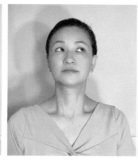

在黑房間裡眨眼睛 ▍ 先在黑暗中眨眼睛300到400次,然後輕輕地按摩你的眼皮，這個動作非常適合睡前做。在黑暗中眼睛比較容易開合。

2 放鬆脖子操(放鬆肩部以上周遭)

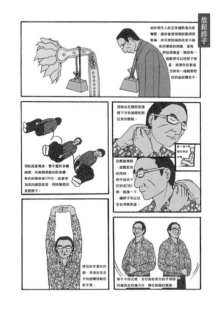

頭頸相連 ▎ 頸部有內頸動脈等大血管通過，負責將血液送達頸部以上的組織，此外頸部有胸鎖乳突肌，背部有僧帽肌、豎即肌等大塊肌肉分布，一旦肩頸痠痛緊繃，就會導致血管緊縮，雖不至於使血液無法流通但絕對會影響循環。眼睛周邊有許多細如頭髮的血管密布，當血液循環變差就無法輸送血液給眼睛。黃斑部病變，就是因為血流障礙，導致無血管組織的黃斑部供血不足而異常。黃斑部只能靠周邊血管送來血液才得以存活，一旦因近視而形成血流障礙,黃斑部的作業就會停滯。想讓黃斑部功能正常，一定要持續供應眼睛血液。唯有眼部有足夠的血液循環和新陳代謝，才能用自體的力量將眼睛內的「廢物」排出體外。最有效的方法就是先開始做消除肩頸痠痛的體操，再補充相關營養。做這些

動作時一定要放鬆你的臉，當下巴鬆下來時，臉頰比較長時，臉才
是放鬆的。拉長你的脖子，想像有一條線由上方把你的頭拉起來。

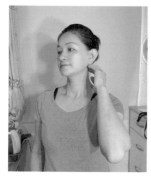
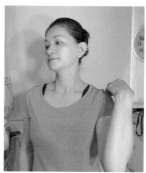

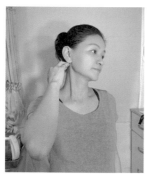
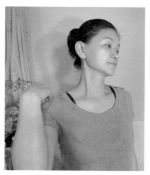

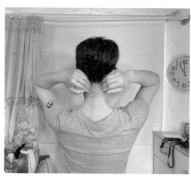
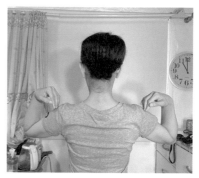

頭骨肩骨輕敲法 ▌ 挺坐著或站得筆直,望遠方,頭不向前傾。先輕敲頭骨下方、脖子到肩膀的部位,來回輕敲。再由耳下側邊輕敲,經脖子到肩膀的部位,來回輕敲。

前後左右傾倒脖子 ▌ 無論是在家裡還是在辦公室,要經常這樣做。脖子往後倒,再往前傾,做6次→脖子側傾,再朝另一側傾倒,做6次→脖子朝右傾動,再朝左傾動,做6次。這些動作都會增加輸往腦部的血液,不管做幾分鐘,都有效果。在使用電腦手機前後,以及休息時間,記得隨時活動肩頸。★千萬不要旋轉你的頭,不要用頭畫圓圈,因為人類的頸部骨骼構造不同於禽類,雞和貓頭鷹可以旋轉頭,人類只能向前後左右傾倒,不能旋轉。

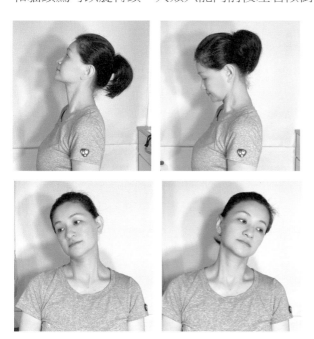

雙手交叉轉圈 ▌ 站著，兩手10指交叉向前伸，在放鬆中先順時鐘轉小圈8次，再反時鐘轉小圈8次。接著順時鐘轉大圈8次，再反時鐘轉大圈8次。大圈指的是，你的雙手能夠做到的最大範圍。

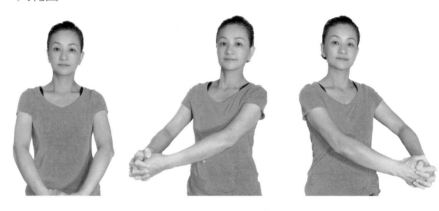

雙手反轉轉圈 ▌ 站著，兩手10指反轉交叉向前伸，在放鬆中先順時鐘轉小圈8次，再反時鐘轉小圈8次。接著順時鐘轉大圈8次，再反時鐘轉大圈8次。大圈指，你的雙手能夠做到的最大範圍。

靠牆轉頭 ▌ 若你在家，背靠著牆,坐地板上,放一個小枕頭在背部中間,使得後背形成一個小小的拱形。頭靠著牆,一面左右傾倒脖子一面慢慢地深呼吸。靠牆是要你挺住不駝背，若你能控制不駝背，也能站著做。

左右翻滾 ▌ 在家時可做。仰臥,膝蓋彎曲,雙手置身體兩側,向兩側滾動身體，每次滾動100次。

配合「胸式」呼吸法 ▌ 善用呼吸的力量。當你練習眼球

運動時，會有緩慢而深沉的呼吸的自動反射作用。要做到放鬆、伸展背肌、肩膀不要用力，就要配合呼吸。我推薦的呼吸法是胸式呼吸，與目前較多共識的「腹式呼吸法」不同。即，吸氣時，是胸部擴張，腹部壓扁的。吸氣時要感受到胸部變大,在吐氣時縮小(與目前流行的「腹式呼吸」相反)。正確的呼吸會引發平靜和放鬆的感覺,在此狀況下會讓你在每一刻的眨眼睛、看細節都可以輕鬆又自然。當你呼吸時,你的手腳會感到溫暖,你全身也會感到均衡。所以,讓你的腹部和肋骨擴張,去感覺你的背部在每次吸氣時擴張,每次呼氣時縮小。當我們輕鬆自如眨眼睛的同時,從一個細節看到另一個細節時,緩慢而深沉地呼吸讓我們對強光更容易做調整,我們的視力就活起來了。當你深呼吸時,你也比較容易吸收光。呼吸速度要慢,盡量讓吐氣的時間長於吸氣的時間。你的呼吸越慢,你的人就變得越輕鬆。要用鼻子呼吸,不要用嘴巴來呼吸,想像自己是個打氣筒,呼吸和以上這些動作,都能增加流向眼睛的血液。

3 閉眼照陽光

（瞳孔活絡術）

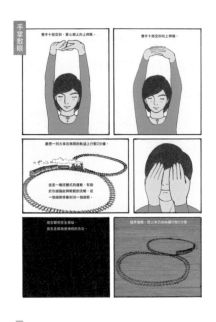

讓陽光訓練你瞳孔開合 ▌ 強力推薦這個運動！面對陽光，閉上眼。你的眼瞼只是輕鬆地闔上,而不是緊閉著的。先把頭轉向左側的肩膀，閉上眼睛停5秒鐘,讓你右眼被太陽直接照射(此時左臉應該是暗的)，接著再用5秒時間把臉轉到右方，讓左眼照到陽光，而右臉是暗的。停留5秒鐘，再花5秒回到另一邊，就這麼簡單。轉向時吸氣，停時吐氣。它的效果是：面對太陽的那一眼,瞳孔的括約肌會自動收縮;將頭轉開向後它就會放鬆，即使眼睛是閉著的,瞳孔放大肌仍會使瞳孔擴大。做這個練習時要放鬆,慢慢地深呼吸,並觀想太陽的能量和光線正在滋養你的眼睛和心靈。剛開始轉動範圍小沒關係，多做後靈活度就會增加。讓眼睛感受到極度的黑暗與光亮變化，就是在訓練瞳孔變得強壯，強而有力的瞳孔收縮與擴張，會讓送達眼部的血流更順暢。常做會發

現，眼睛度數會降低。要運用《T1全光譜太陽燈》與旋轉椅做，效果又好，又輕鬆。

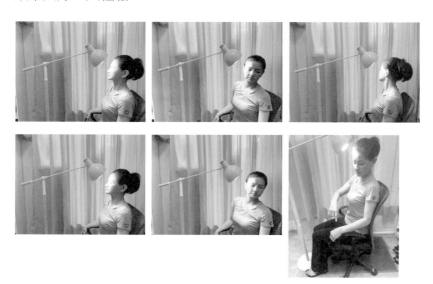

@臉先偏一邊，默數5秒轉向另一邊，停留5秒鐘後，再以5秒轉向另一邊，再停留5秒，如此繼續做。要用《亮眼太陽燈(全光譜)落地燈》，最好配合有靠背的旋轉椅，這樣能讓《閉眼照陽光》做得更順利。

陽光助你趕走失眠

每天都要適度地讓自己生活在陽光下，80年代的說法是暴露在陽光下很危險，說是會得皮膚癌，這種說法要加以修正：陽光是大自然賦予我們最好的滋養，只要不曝曬過度。更正確的主張是：要主動的訓練眼睛適應太陽的強光，所以一定要每天做「閉眼照陽光」這個很棒的動作。有陽光時在戶外做，陰天時運用「太陽燈」在室內做。這簡單運動助你放輕鬆、幫助睡眠。曾有失眠非常嚴重的人，「閉眼照陽光」才

3天，就不再失眠了。注意：清晨到上午10點前，及下午5點的黃昏的陽光才適合直接曬。偶而，也要曝曬正午的陽光5分鐘。所以，在上班或上學中間的休息時間,與其去抽煙或喝咖啡，不如找陽台或頂樓去照陽光做眼球運動。這個動作好像你在說「不」，熟練後你可以開始說「是」，也就是上下移動，它就會以不同的角度來滋養眼睛，會有另外的幫助，但一定要做足左右擺動的動作。沒有太陽時，可在室內運用這樣的燈具+T1燈泡進行「類閉眼曬太陽」，這樣更好，因為T1燈具已減掉大部份的藍光及紫光。

★對女生而言，一定會考慮到會曬黑的問題。可以：1、戴著口罩；2、買可圍到臉的 下半部及頸部的農村帽子；3、若圍起來還會露出鼻子，可以加工把布縫短一點，也就是，讓曬太陽時，只露出眼部。我為了能「閉眼曬太陽」，就打扮成這樣：戴口罩+農村專用帽圍，有如只差一把刀的「藏鏡人」。但自從有了T1燈泡，我就在室內做，就不必怕曬黑而再穿成「藏鏡人」了。

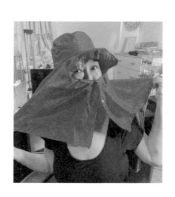

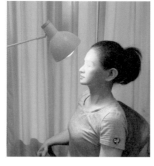

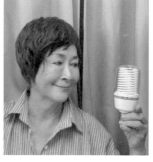

4 手掌敷眼(眼部肌肉舒緩術)

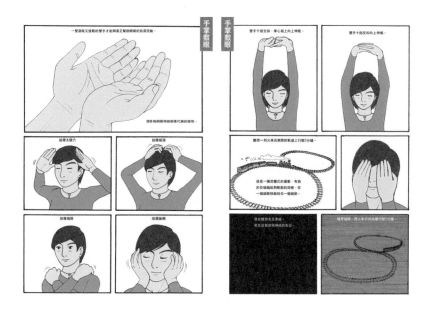

掌敷的動作 ▌ 很簡單：在任何地方都可以，坐下來，雙手互相揉搓雙掌，讓它們溫暖起來，接著輕輕地將雙掌放在眼眶上，手掌不要碰觸到眼皮，但要能感到手掌「傳」給眼皮與眼眶的一股溫暖。頭不要向前俯或往後仰，要以「端正」的姿勢坐著，這簡單的動作能幫你解除壓力或憤怒。在已有5000年歷史的瑜伽八支動作中，早就有了「掌敷」的動作，經常在練瑜伽的前後做。做完後再度睜開眼睛,你的眼瞼會完全張開，讓更多的光可以穿入你的眼睛，你會感受到更多的周邊視野。讓視覺系統遭受的損害得到撫慰後，眼瞼、太陽穴、前額和整個頭骨都會有美妙的釋放感。

掌敷的重點：放鬆 放鬆喜悅不緊張。帶著生氣和惱怒的情緒，就沒有辦法將能量帶入你的眼睛。因此要先按摩太陽穴，臉部和頭頂，敲敲百會穴，放鬆肩頸，啟動良好的血液循環。要在平靜的心情中、用一雙放鬆的手去做掌敷，去滋養你的眼睛。有些人因為潛在的緊張而在睡眠中不斷瞇眼、磨牙，掌敷可以改善這些現象。

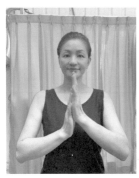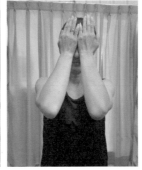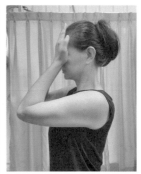

掌敷的時間 掌敷的時間長短視你當天你的工作與身心理狀態。如果你很忙,在工作中你可能只能偶爾休息一下，只做1次1分鐘的掌敷。若要清除視網膜神經裡新陳代謝的廢物，那就至少需要掌敷8分鐘。若可以一次掌敷15到20分鐘，那就更好了。若你會覺得累，就要把手肘放在枕頭或軟墊子上。

掌敷是觀想時間 掌敷時是最好的觀想時間，你可以想像自己在一個完全黑暗,而且越來越黑的房間裡，甚至是回到母親的子宮裡。你可以想像自己房間變黑，你的身體也變成黑色,你

住的小區、城市、整個世界、連星星太陽都被黑色覆蓋了，若能觀想到這個地步，這個黑色就是幫助視神經最放鬆的色彩。也可以同步做眼球操，比如「8字」及「∞」，這個數學上的「無限大」符號，也就是橫放的阿拉伯數字「8」。你可以想像自己正在坐車或坐船……也可以什麼都不想。

掌敷的呼吸觀想 ▌
掌敷時要記住緩慢地、放鬆地吸氣和呼氣。當你慢慢地吸氣時,從1數到8,呼氣時則要數到11。簡單地讓自己吸氣和吐氣,要感覺到上半身在吸氣時擴大,呼氣時縮小。同時你的頭在吸氣時擴大,呼氣時縮小。接著繼續觀想你的骨盆在吸氣時擴大,呼氣時縮小大,或者你的腿在吸氣時擴大,呼氣時縮小。繼續觀想你的整個身體在吸氣時擴大,呼氣時縮小。觀想你的腹部緩緩升起,又很輕柔的降下。

★掌敷練習,可以和所有的眼球運動搭配。做閉眼照陽光、長擺轉身或夜行時,隨時可暫停一下做深呼吸的掌敷。

★可搭配溫熱含草藥的毛巾,也可用美容用的蒸臉器同步蒸臉,這都可以增加流向眼睛的血液。

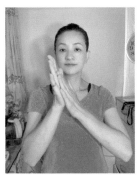
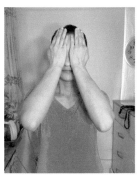
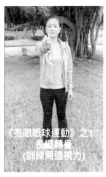

《亮眼眼球運動》之1
長擺轉身
(訓練周邊視力)

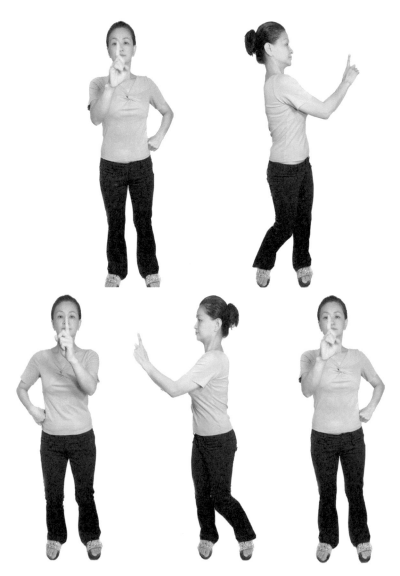

5 長擺轉身(周邊視力開發術)

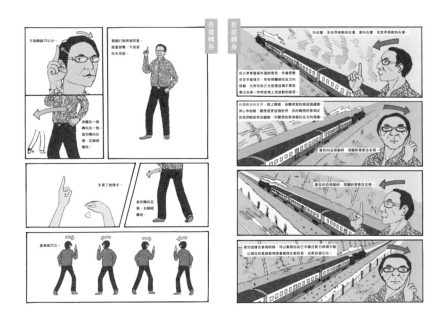

讓視覺復甦 ▍不能急，要把每個動作做到位。長擺轉身練習可訓練「空間感」，培養你的感知流動性和靈活性,讓你更容易看到細節及適應光線,培養活潑的視覺習慣。首先把雙腿打開,略寬於臀部,膝蓋稍微彎曲。把食指伸出,離臉部大約33公分,指向天花板,很輕鬆地看著你的手指。如果已有視力障礙,就把中指也一起伸出,看著你的食指和中指。一面看手指,一面把你的身體持續從一側擺動到另一側。向右側擺動時扭動身體讓左腳後跟稍微離開地面,向左側擺動則讓右腳後跟稍微抬高離地。輕鬆地看著你的手指。有如坐火車時由車窗看外面的景色,左轉時,全世界就移動到右邊。往上移動時整個世界就往下移動,往下移動時世界就都往上移動。練習長擺轉身有助於培養你的周邊視覺和創造更

好的方向感。手累時就換手，每次做20次。你不必一次擺動30分鐘，即使偶而隨機轉個幾下，就能助你放鬆。

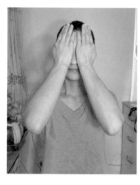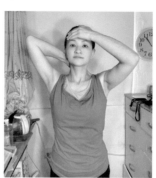

擴大訓練「動態視力」與訓練「周邊視力」 這是是一種整合性練習,因為它幫助你遠離緊張的壓力，是所有運動前的熱身動作。現代人大部分時間我們都在看靜止不動的東西,所以步入中年以後,會更不容易看清楚移動中的物體。所以要靠眼球運動來訓練「動態視力」。隨時一有機會就快速並且大幅度地移動視線，以便增加眼睛接收訊息的速度及數量，擴大「周邊視力」。

6 眨眼看天(頸部放鬆術)

同步按摩頭部 在沒有太陽、不能做「閉眼照陽光」時，怎麼辦？除了在室內用全光譜太陽燈做「閉眼照陽光」外，就可做這個練習，兩者動作類似。差別只在把一隻手放在後腦勺,另

一隻手按在額頭上。把頭從一邊轉向另一邊，兩手要施加一點壓力，轉向時仰角10度對著天，停著眨眼2分鐘後，接著再將頭從這一側轉向另一側，再眨眼2分鐘 。手掌用力對頭施壓,手臂不要移動，此動作同時按摩了頭部。

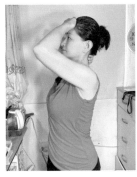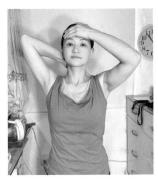
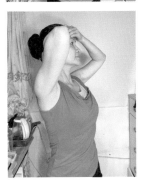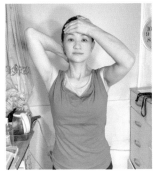

搭配長擺轉身 ▎ 做眨眼看天2分鐘後,再做1分鐘的長擺轉身。然後做3分鐘眨眼看天,再做2分鐘長轉身。接著又再做3分鐘的眨眼看天和2分鐘的長擺轉身。搭配做長擺轉身,這會讓更多的光線進入眼睛,可防治「瞇眼」。

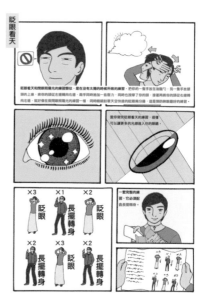

7 換目標看細節(中央視力開發)

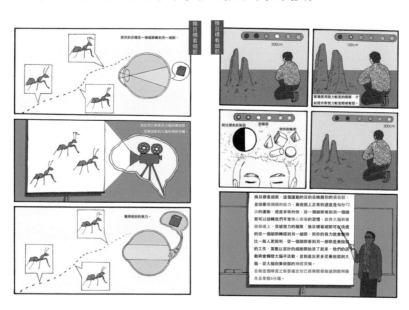

現代人「視而不見」 ▌人們過去會聽雨聲、看水滴；看看遠方的天空，再看身邊的花開；剝著手上的香蕉聞果香，又會看看街道的遠景。但現代人即使在吃飯、睡覺、旅遊或生病中都忙著近距離的看手機上的資訊、圖片。忙著接收，也忙著「製造」，會自拍、上傳自媒體。過去人們會一個字一個字的看著詩、反復讀著句子，現在我們急著看書頁上的整篇段落，甚至學速讀抓重點。有人笑說詩人作家這種職業已無法養活自己，只因過去的人珍惜、享受、敬畏文字，現在我們只問「會不會考」「用不用得到」「賺不賺得到錢」，所以詩意文筆已沒有價值。直視不動，快速跳看……只要抓重點，這種「看」法讓黃斑部非常疲倦。

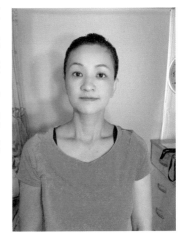

訓練眼睛「看」細節 ▌調整方法，就是看看大的字後，就看看小號印刷字體。如此訓練，你會開始看到以前看不到的小字。從近的地方開始看細節，再看遠處，並刻意看細節，督促眼睛從一個細節轉換到另一個細節，培養「真正去看」的能力。思想不狹隘，現實生活就會產生許多層次和變化，訓練自己看細

節，就會增加物質和心靈世界的豐富變化。看到新東西越多、看到的細節越多，得到的刺激也越多，就會越感到「看到」的喜悅，就越和世界合而為一。 不用擔心，黃斑部的正常速度每秒運動72次，它能勝任你的遠近細節轉換進而在環境中建立起一種「視覺感」。但電動遊戲的速度，就遠超過眼球的正常速度了。

中央視力看細節：讓黃斑部帶動全身 ▍ 找一個讓

你舒服的地方坐下來，或去你喜歡的地方旅行，一個讓你想看周遭美麗事物的地方。用你的眼睛去看細節,不要戴眼鏡(包括隱形眼鏡)，看不清楚沒關係，即使這樣視線是模糊，沒關係,就讓它模糊，你可以享受裸視的一片模糊，這樣能啟動黃斑部的活躍。小小一塊眼睛黃斑部是非常驚人的構造，它若是活躍的，大腦到黃斑之間的神經突觸就會開始工作，大腦被觸發後，就接著激發我們全身的細胞開始活絡起來。方法就是經常專心地看細節，無論是看遠還是看近，無論剛開始時看不看得清楚。維持對細節有好奇心是很重要的，停止學習與好奇，身體的功能就會停滯，就會失去世界的視野。找一個美麗的東西從它的一個細節看到另一個細節，有助視力健康，這可能就是畫家的視力通常比作家好的原因。看你喜歡的事物，看一個再換一個，換目標看細節，強化訓練你的黃斑部。比如逛街，在許多衣服及首飾裡淘寶，也是一種眼球運動。現代人忙著看文字及尋找特定的物品，瀏覽貨架時根本就沒有仔細欣賞東西的細節，心中眼裡忙著的是「買不買」的決定，因此把世界給我們的95%的細節都忽略了，因而錯過了人生非

常珍貴的東西。想「細看」世界的好奇心，能強化中央視野。網膜上有上億個感光器， 經常看精緻的細節，中央視野就會強化，接著看遠景全景，就訓練了周邊視力，兩種運動都要兼顧到。

8遙望遠方(睫狀肌放鬆術)

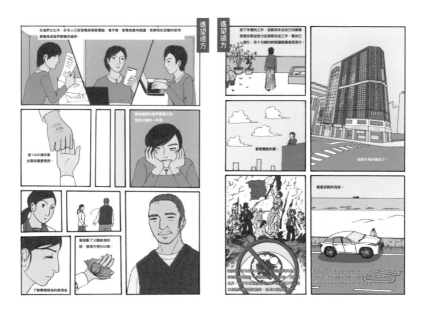

看真實的世界 ▌ 長期近距離的眼睛操勞，看到的都不是真實的物體，讓眼球已變形了。但當你遙望遠方、睫狀肌才能放鬆，懸韌帶可以保持晶狀體的正常形狀而發揮功能。越是有急事，越是要面對有期限要完成的工作時，就越要幫助自己脫離疲勞，方法就是站起來，找個地方讓眼睛遙望遠方,休息一下。以兒童的

心情去看遠方的人物動物、樓下的車流、美麗花園、天空的夕陽或白雲,「遙望遠方」的遠方距離,要超過45公尺。要夠遠,才能讓眼睛調整看近距離造成的緊繃。遙望遠方時,不要將焦點集中於一處,要掃視或跳視不同的小區塊,範圍越大越好。記得要一面眨眼一面遠望,以免又對眼睛造成緊張過勞。勇敢地拿下你的眼鏡,用遠望這一招讓你的眼睛享受呼吸新鮮空氣。

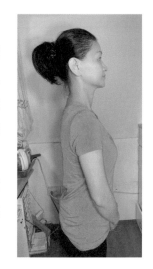

大多數人遲早都會有白內障,但遙望遠方卻可以讓你的晶狀體提高活動性,因此能防止、延緩白內障的產生。當你開始覺得看不清楚時,就要停止長時間、近距離用眼過度的行為,要給予眼睛一個「遠距離的環境」,盡量讓眼睛周圍的肌肉放鬆、促進眼睛的血液循環,並讓鼻樑得到休息,如此一來,視力就有回復的可能。要減輕累積的疲憊,就要摘下眼鏡、一天望遠方至少8次,每次至少8分鐘。這可以安排在你開始工作之前、之間、之後,最好經常隨時做,這樣就可以讓你的眼睛得到休息,並彌補看近距離帶來的過勞。

9 遮住好眼睛(調整視差運動)

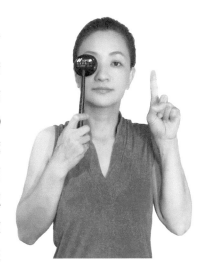

單眼分別看東西 ▌ 所有的過勞，都是因為其中一隻眼睛過度使用，所以有時要遮住你的好(主導)眼睛，用你比較弱(輔助)的眼睛看螢幕看個幾分鐘。由遮住好的主視力眼睛，訓練弱眼開始。這樣做，是強迫雙眼都要認真工作。許多眼部肌肉被我們凍結不用，造成大部分的視網膜沒有正常運作，對大部分的細節不會注意。其實不光是眼部，我們的全身都是如此，不用的肌肉造成連鎖效應的退化。如何訓練看細節？可運用眨眼訓練單獨控制一個眼瞼，這會提高覺知力。你可以分別撥開和闔上各個眼瞼,也可以用手掌遮住一隻眼睛,然後專心於另一只眼睛的張開與閉合。

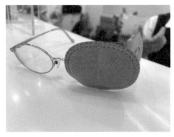
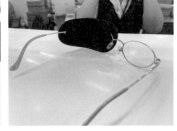

@網上有售的單眼遮光片

自製單眼眼鏡看東西&玩球&丟球 ▎ 單眼訓練,可由自製單眼眼鏡開始。目前太陽眼鏡有很便宜的,買來一副把較差眼睛的那個鏡片拿下來,用不透明的膠帶貼在另一片鏡片上,或在網上買單眼簡易遮光片。戴上這樣的眼鏡,用你較弱的那隻眼睛看東西,先看近的再看遠的,最後遙望遠方,要放鬆不要用力。若發現自己複視了,但建議還是要先找專業醫生診斷,而非自行決定上網買這種簡易貼片使用。

運用單眼眼鏡 ▎ 輪流以單眼進行視力訓練,會讓單眼的視力提升2倍進而達到視力恢復的目的,以右眼訓練時左眼會啟動輔助功能,以左眼訓練時右眼就會扮演輔助角色。想像你的眼瞼連同睫毛一起開啟和關閉,這個動作會讓眼球自動輕輕眨眼睛,在幾分之一秒的時間裡眼瞼閉上然後打開,會快速按摩到眼球,觸發瞳孔使其舒張和收縮,並會引發一些眼淚水。這都會使眼睛感到神清氣爽,繼而看細節變得比較容易了。這個動作若讓眼皮感覺乾燥或疼痛,可掌敷或閉上眼睛休息一下再做。一般人以為眨眼睛會干擾看東西,事實上,閉上眼睛得到短暫休息的那一刻反而幫助你更容易地看細節,並能從一個細節轉換到另一個細節去。當你很疲倦時,眼皮一定很沉重,通常這是你的臉部,頸部,胸部和上半身也是緊繃的。眨眼睛按摩了你的眼睛,讓眼皮放鬆,因而活化整個身體,能提高你想「看」的意願。

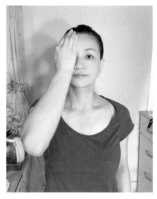
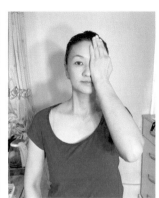

拋球運動 　當你遙望遠方一段時間之後,拿一個小皮球或網球,開始有一點距離的在兩手之間接球(每次都準備好幾個球，好讓球掉時可以繼續拋球，不必為撿球而中斷練習),接著拉大拋的距離。這種眼鏡遮住了你好眼睛的中央視野,因此強化了弱眼的瞳孔、晶狀體、中央視力及周邊視野。這樣做一段時間後,把一張視力表貼到牆上，拿起球先對著看得清的大字體丟球，連續做8次。接著你可能會發現,你可以多看到一行甚至兩行視力表上的字。接著把這種眼鏡拿下來,同時使用兩隻眼睛看,你應該會多看清楚1到3個字，這是因為運動讓你用到弱眼的視力了。這個練習其實是花時間

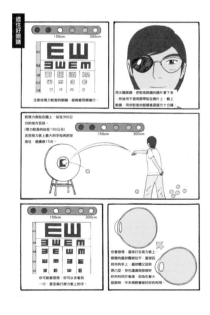

不斷調整及提高難度的，一般人可能無法理解及自己調度變化，所以最好是找有經驗的人來指導練習。

找出你的主視眼 ▌

只有20%的人是兩眼視力沒有很大差別的，大多數人兩眼的視力都會有所不同。你的兩隻眼睛視差有多大，哪一隻眼睛需要比較高度數的矯正鏡片，哪一隻眼睛是你的主要用眼？可用這個方法馬上測試出來。兩手放在你面前大約30公分(視力不佳者可以更近,視力好的移遠些)處虎口交叉，只留下一個小孔。首先,兩隻眼睛同時通過這個孔去看遠處的某一點，比如一個花瓶或一個鐘。接著，閉上其中一隻眼睛，看看這東西是否消失。還看得到的那隻主導眼，就是主視眼，看不到的那隻眼，就是視力較差的輔助眼。如果你還是分不出哪一隻眼睛比較好，你可以去找眼科醫生及驗光師尋求幫助。

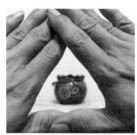 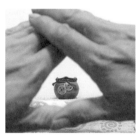 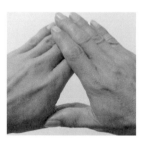

@雙眼看到的東西　　@單眼看得到的這隻就是　　@另一隻單眼看時若看不到
　　　　　　　　　　主導眼　　　　　　　　　東西，這隻就是懶惰眼。

10 360度視野(發展周邊視力)

感知周邊視野 ▌ 如果你在專注於中央視野的同時,也能注意到邊視野,你的眼睛就不可能會過勞。訓練方法是一面看前方東西,同時在左右上下揮舞你的手或東西,讓自己感知到360度的全方位空間感。當前的文化要我們專注不分心,一整天專注於電腦和文書工作,潛意識的壓抑了周邊視力,因為認為周邊視力和我們的生活無關。我們被訓練專

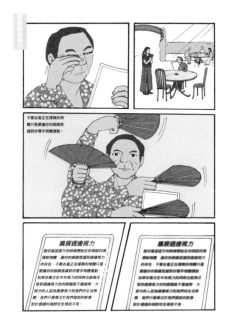

注於面前的對象,故意忽略周圍發生的其他事物。不像古人在叢林中必須注意整個周圍環境,才不會有危險。不使用周邊視力,會讓中央視野承受更多操勞,讓大腦,視神經和周邊視力桿狀細胞失去連接,最終導致看東西的清晰度降低,所以鍛練周邊視力是當務之急。

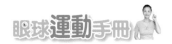

11 凝視飛蚊(趕走飛蚊)

趕走飛蚊有方法 ▌有飛蚊沒關係,你可以趕走它,它們就是殘像。如果你已經與飛蚊症共度許多年,你已經熟悉並接受它的存在。你可以試著讓牠們消失,方法是:在溫和的陽光下看著極遠方,深入地看,靜靜地看,看到超過10分鐘後,你會發現天空佈滿許多非常非常小的光點。如果你兩隻眼睛都有飛蚊症,就先遮住

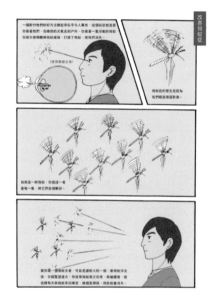

飛蚊較少的那隻眼睛做。你靜靜的看,最終會看到飛蚊。飛蚊出現時,你就專注直接看著飛蚊,你可以選一隻最大來看,此時玻璃體就會碰撞飛蚊、撞成碎片來摧毀它們,接著你再繼續看遠方,等其它的飛蚊再出現。通常一個飛蚊浮走但又會回來,,你就繼續看著它,讓你的玻璃體再次擊打它。成功時你會看到小碎片,接著你再選一隻飛蚊或一群一片,每天來回練習。幾個星期後,那隻或那群飛蚊就會消失,然後你就選擇下一個或一群飛蚊。要以無爭的心態來做,同時記得要配合眨眼與呼吸。長期戴墨鏡只會讓飛蚊症更惡化,最好要配合「閉眼照陽光」、在陽光下走

路等練習來「看」飛蚊「趕」飛蚊這個殘像。大多數人一面厭惡飛蚊，但又缺乏意志力去看、去趕走它。

12 夜行(瞳孔擴張術)

啟動暗視力 ▌人眼本來在暗處也能看清楚的，是這個原始功能退化了。中、老年人普遍比較容易感覺光線有些刺眼，在進入暗處的時候,適應亮度的時間較長，因為已對光線的反應遲鈍了。如此一來，白天不願出門，晚上出門容易發生意外、開車、經過隧道……都可能出事。「光線」是我們認識世界的媒介，我們一定要

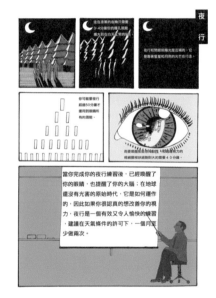

能適應光與暗。忽視你的眼睛的本能須求,不給他們足夠的黑暗或足夠的光線，竟給了它傷害它的藍光的話，眼睛當然就會逐漸減弱系統功能。這是人體「用進廢退」的機制：伸展肌肉,它的收縮才會好，功能才會強化。如同先伸展腿筋，走路時腳步就輕快，瞳孔也須要同樣的訓練。瞳孔有兩種肌肉,一條肌肉能擴大瞳孔,另一條負責瞳孔的收縮。瞳孔可以完全擴張，才可完全的收縮。瞳

孔收縮得越好,視力就能越清晰。無論你的視力目前如何,訓練瞳孔的兩種肌肉一定可改善視力。想要伸展兩種肌肉,就需要白天照到太陽,晚上也在黑暗中運用眼睛,所以要安排夜行活動。古代修行者在黑暗的洞穴中打坐,冥想黑色,當他們離開山洞時視力是非常好的,因為在黑暗使用眼睛,訓練了健康的睫狀肌及瞳孔。今日城市的燈光讓人沒有完全伸展瞳孔的機會而導致眼睛過勞,尤其是醫院房間,為了安全和管理,除了開著超冷的空調、噴了極重的消毒藥水外,還整日都亮著超亮的燈,讓生病的人生活在極不健康的環境裡。有人住到鄉下,在沒有太多人工光線的地方住了一段長時間後,原本視力會突然變好。反而回到城市後,覺得人工的燈光都很刺眼而很受不了。這是因為不當的人工燈光會妨礙我們的瞳孔,使它無法伸縮自如。周邊視力桿狀細胞是感知動作,中央視力錐狀細胞主司感知靜止影像,要靠夜行和照陽光兩種互補的練習,來讓兩種細胞相輔相成。古人靠著月亮和星星的光芒在夜裡行走自如,因為覺得根本就不暗。可惜現代的鄉下人學會了用手電筒或手機光線來照明,讓原始本能無法發揮。事實上,目前大部份都市人的瞳孔已無法正常伸縮了,要練習讓眼睛能在黑暗中完全打開,讓瞳孔收縮自如,身體才能體驗完美的放鬆。

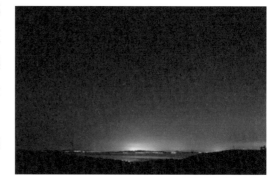

暗室視力 ▌ 在明亮的區域和陰暗的區域之間交互走動，也是強化視力的方法。務必要試試暗黑治療、夜行光療。暗黑夜行練習的目的，就是訓練周邊視力的活化，帶來「明暗適應力」、加快你對光線的反應速度,進而解除對於明暗適應不良的問題。暗視力還沒有回復的人，為了安全顧慮，就不要馬上在夜間行走。先做室內的靜態的「擁抱黑暗」，方法只是坐在一個黑暗的房間裡就好。試著坐在一個黑暗的房間中,坐著直視前方(不要躺著)，在黑暗中旋轉運動你的眼睛。在幾分鐘之內,黑暗的房間似乎也會有一些光。將眼光在黑暗的房間中從一處移到另一處，上下左右移動。接著可以試著慢慢地在黑暗室中走動，兩者的區別是，當你摸黑行動時，大腦在黑暗中會比在黑暗中靜止狀態時接收到更多更好的刺激脈動。在全黑的房間裡來回走動，時而掌敷，或在地板上盤腿、或做各種腰部腿部的伸展操(任何有運動感的動作都行)，這樣會刺激那些處於休眠狀態還沒壞死的暗細胞，終而培養出良好的夜視能力,讓你日後能在夜間自如行走。每天晚上練習6個月，你很快就會發現你開始「看」得見了。

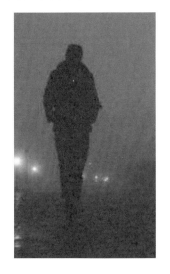

摸黑夜行 ▌ 做了室內的摸黑活動後，一定要到戶外黑暗夜行，即使在都市，晚上到比較不亮的公園裡散步15分鐘，也能放

鬆你的瞳孔肌肉、臉部和頸部。想辦法找到沒有、或較少、較不亮人工照明的地方，比如市區的大型公園，郊外的無燈空間。在漆黑中活動(但都必須沒有安全顧慮)，只需要3分鐘，你的瞳孔就放大到白天的9倍。但若要喚醒桿細胞，時間就要大約40分鐘，那時負責動態視覺及周邊視覺的暗細胞才能被激活。夜行中，偶而要停下來做轉身等伸展動作，讓身體從容適應黑暗、讓大腦去理解它須要做什麼改變。想像地球還沒有人工光線、在晚上完全沒有光的原始時代，叫醒你的原始本能吧。要經常做夜行練習來補強眼睛本能，並抵消城市燈光對眼睛所造成的負擔。夜行，在天氣條件許可時，1個月至少做2次。

13 過牆拋球(伸展眼部肌肉、加快影像處理速度)

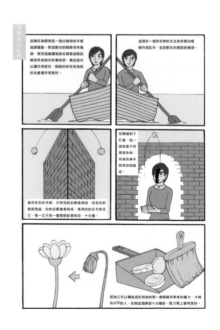

左眼右眼協調 █ 這是一個有趣神奇的遊戲，先用一張紙(最好是柔軟的黑色紙)折成長條，由額頭貼到下巴(這張紙在眼前有如一道牆)，然後準備一個乒乓球，由右手拋到左手，或由左手拋到右手，不停地拋的過程中，就有如把球拋過一道牆。本來你是雙眼看到一個球，但有如一道牆的紙就強迫你的左右眼要交換著追看。這樣丟來丟去的過程中，你就訓練了兩隻眼都要工作。就像划船，若只划一邊的船槳，船一定就會偏，就像總是讓主視力主導一樣，視力就會偏，主視力就會過度勞累，懶惰眼就會越來越笨。每次做3分鐘，經常做，這個運動對斜視特別有幫助。

14 7龍珠 (兩眼對焦)

時而1顆時而2顆的7龍珠 █ 把不同顏色的珠子用一個長繩串起來，繩子一端在額頭，一端在前方。讓眼睛看第一顆珠子，你會發現後面的珠子都是2顆，再看第2顆，你會發現第1顆和後面的珠子都是2顆……你會發現你專注在看的那一顆就是一個交叉點，繼續看到最後一顆，都會有同樣現象：珠子們時而1顆時而看到的是2顆，全憑你的視線焦點決定。這個運動對斜視及眼肌無力非常有用，因為它會訓練肌力不等的雙眼逐漸彼此靠攏，調整對焦的偏向。

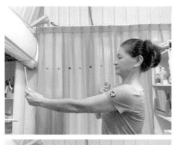

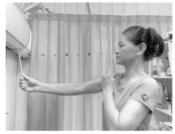

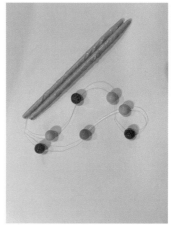

@可以換手做

15 單孔對焦(視敏度潛能訓練術)

小孔視物 ▎選一個60公分以外的東西來注視,然後戴上這種單孔眼鏡,你會發現這個東西就比較清楚了。接著再找更遠的物件來單孔注視,而且要認真看細節,這個運動針對的是黃斑部的訓練,每次做10分鐘,時間不可過長,訓練黃斑部要適度。用小孔窺物,若比裸視清楚,就表示你近視了。

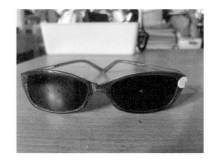

16 交換眼開合(眼腦協調訓練術)

訓練兩眼分開開合 ▌ 用食指及中指輕輕彈眼睛7下，這是一種按摩，然後把輕按住左眼(讓它是閉的)，同時讓右眼打開，你會感覺到其實閉著的左眼也跟著在開合，然後換右眼重複做。直到你感知到閉著的另一隻眼不動了，這個運動就是訓練左右眼的協調。有人因病或受傷而不能使用主視力時，會頭暈到無法工作、生活，就因為輔助眼已不堪使用，所以我們平時就要訓練雙眼。

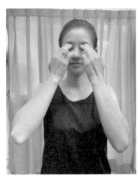 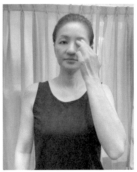 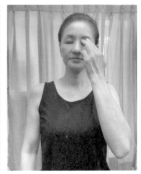

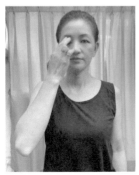 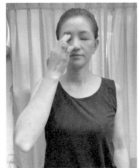

眼球運動原則

不可做完馬上就又去看3C產品 好不容易訓練了眼球肌肉，若馬上又去近距離看螢幕，就等於是不讓身體產生記憶，等於是前功盡棄，白花時間。做完就要用已緩解的視力去看自然的、遠方的東西。

用運動緩解疲勞 有人認為：看電腦手機已經眼睛很累了，那麼再做眼球運動不是讓眼球更累嗎？恰好相反，眼球運動的特徵就是做「流體式的變化」，它會動用到沒有用到的其它肌肉，它會緩解你之前的疲倦，完成平衡的須求。若疲勞沒有緩解而只是休息，緊繃還是存在的。

自助DIY 眼球運動法，基本上都是可以自助式的，免費的，全靠你自己努力就可以做到，

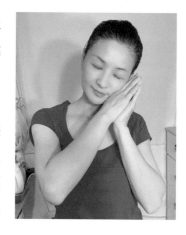

記得喝水 要喝足夠的水，把視網膜累積的廢物代謝出來，所以做眼球運動前後都要喝水，但不要喝飲料冰品。要喝乾淨的水，要提

防沒有經過有效過濾的水所含有的許多雜質及重金屬。

讓眼睛休息 ▌

休息是為了明天走更遠的路，讓眼睛休息是為了明天還能看得見。

看眼睛看喜歡的東西 ▌

「你」喜歡的東西可能是電動遊戲，但「你的眼睛」喜歡看的東西是大自然。你喜歡看的東西若已讓你看很辛苦，就會瞇眼，反之，看大自然時，大自然的光就會療癒你的眼睛。接觸到的真實又喜悅的事物愈多,腦就越能成長。當我們心情愉快時，心臟會分泌縮胺酸，大腦會分泌腦內啡、多巴胺，它們可以止痛、可以讓你覺得很舒服，會促進血流，有助視力。看真實美麗的東西,找到讓自己感動的事物,有助視力的回復。

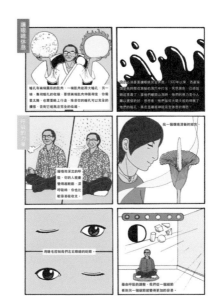

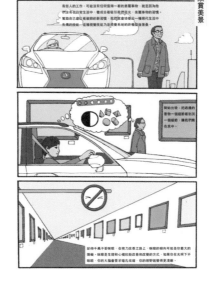

選你喜歡的動作做 ▌ 以上建議的許多運動操，並非每天都要全做。你不須全做，選擇你喜歡的來做就行。只要持續，就能累積成果。

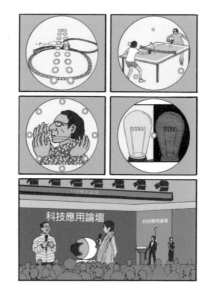

保持平靜 ▌ 這是非常重要的，這不但會保住你的理智,還會保護你的視網膜。

每個人都須要做眼球運動

▌ 因為每個人一生都在用眼睛，對視力好的人而言，眼球運動一個禮拜做1次就夠了，但當你已有視力問題的前兆時，就得密集做。愛惜保護眼睛的心情是否強烈，決定你眼球運動的成效。若珍惜每次進步的感動，眼球運動就會效果越來越好。

隨時做眼球運動 ▌ 一定要持續重複練習各種眼球運動，它們帶給你放鬆的愉快感，會為你建立內在節奏感，你會睡得更好，並有意識的讓大腦學會放鬆。我是寫稿繪畫一段時間必站起來一下的，站起來就遙望遠處，並左右上下轉動眼球，順便做做眼球操。大家一定要訓練自己隨時、任意都放鬆，即興就做眼球訓練。工作20分鐘後，就東張西望一下周圍:,比如天花板,牆壁、地板,整個的工作環境、穿過門的隔壁辦公室。最好是站起來

做長擺轉身的運動，借此暫離你的電腦,強迫全身跟著你的眼睛一起身體運動，既使只有幾分鐘也好。找個時間到洗手間裡掌敷5分鐘，在整日生活中交替運用眼球運動。我們看到許多在度假的人視而不見美景，依然在看手機，應該在旅行時、等紅綠燈、等公車、等捷運或火車、等登機時順便做「看細節」「看遠」「看左右交通」的練習。要隨時看遠，居家及工作場所、甚至隨處有的海報、畫作，都有值得一看的美麗事物。即使學校有管控手機，但其它時間我們都防不勝防，我們無法阻止小朋友及年輕人用手機，所以父母教育孩子認識眼球的功能及運動就格外重要。用手機是時代趨勢，無人能擋，我們只能訓練看手機的方法，比如訓練看手機時同時動用全視野，而不是只聚焦在手機屏幕上。要命令眼睛飄出螢光幕。眼神專注定睛，「目不轉睛」以前是好事，現在是災難；眼神會分神是好事，不是壞事。健康的看，保護眼睛的「看」，是一種急待培養的新習慣。

按摩療法

平時就可以隨時做，做完
眼球運動後更須要做。

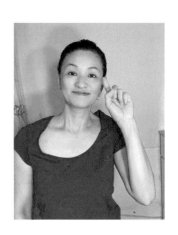

雙手萬能 ▌ 按摩最簡單、最現成的工具，就是我們的雙手。

眼球按摩(體操)自己來 ▌ 視神經和放鬆腦神經有直接關係，眼睛越是疲勞人就越緊張煩燥，也越難以入睡，要使眼睛的疲勞降低，最簡易的方法就是親力按摩。按壓眼睛周邊，不管是用雙手還是工具，都要自己來，不要讓別人來按壓，因為輕重只有自己能調節。

上下眼眶按摩 ▌ 用中指和無名指在眼部上下方拉推8次。

眼部周圍穴位的輕輕按摩 ▌ 務必常休息按摩眼睛：眼部周圍各有6個神經線及許多穴位,經絡十分豐富,並且與眼珠內部和許多血管、神經相連。近距離工作一段時間後，一定要加以按摩刺激，讓睫狀肌活起來。可手指輕按眼皮8秒鐘後，再放鬆舒展8秒鐘。放鬆整個眼球周圍很簡單：先是輕微刺激按壓眼睛的四周，再按摩額頭兩側的「太陽穴」及左右眉頭靠近印堂處的「攢竹」兩穴。閉上雙眼，以中指指腹輕按眼瞼，接著加上食指及無名指，以指腹輕輕地在這些部位左右搓揉前後進行約20次。還有這些按摩法：

1.將雙手拇指放在兩眉中央上眼眶下緣的魚腰穴，以指腹力向內外做12次→2.按摩眼球→3.揉下眼眶的承泣穴 →4.揉太陽穴→5.擠按精明穴→6.推括上下眼眶→7.轉動眼球→8.用力睜眼閉眼→9.抱頭蹲站→10.扶牆蹲站。

★注意：不要用力瞇眼，不要用力按摩眼球四周，因為這都是不當壓迫眼球的壞習慣。

增加光量按摩法 ▌ 按摩你的眉毛。從雙眉尖往太陽穴方向，兩邊眉毛同時按。接著按摩你的顴骨並拉開你的肌肉。每次用力按摩你的觀骨後,你可能會發現有更多的光線穿入你的眼睛，讓你得到光線的能量。

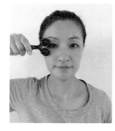 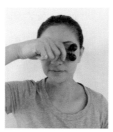 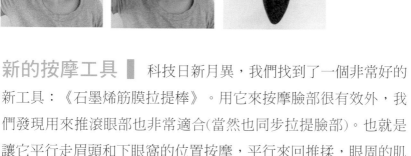

新的按摩工具 ▌ 科技日新月異，我們找到了一個非常好的新工具：《石墨烯筋膜拉提棒》。用它來按摩臉部很有效外，我們發現用來推滾眼部也非常適合(當然也同步拉提臉部)。也就是讓它平行走眉頭和下眼窩的位置按摩，平行來回推揉，眼周的肌肉就得到舒解，這個產品網路上有售。

熱度療法(高溫療法)

用手熱敷 ▌ 用手的溫度，也是熱敷。閉上雙眼，把手搓熱，敷在雙眼上8秒，手放下再搓熱，重複做8次。

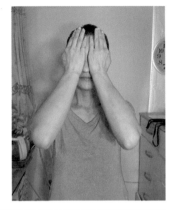

毛巾熱敷法 做完任何眼球訓練後，最好使用熱敷。把毛巾用水浸濕，然後擰至半乾，再用保鮮膜捲起來，放進微波爐加熱，接著將溫熱的毛巾敷在眼睛上，約3至5分鐘後，讓眼睛周圍逐漸溫熱起來。拿掉保鮮膜後還有餘溫的暖毛巾再輕按在眼球上，協助將阻塞的瞼腺板打開。坊間也有各種熱敷包，可促進血液循環，讓眼睛獲得完全的休息。

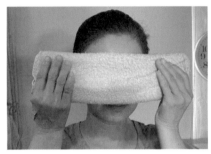

用熱敷配合眼球運動與按摩 熱敷眼睛周遭，對改善血液循環有效果。只要保暖，血液循環就會變好。用遠紅外線眼罩或市面上販賣的溫熱眼罩，讓眼睛周圍溫溫熱熱，促進水晶體和玻璃體的新陳代謝，用熱毛巾也有相同功效。晚上入睡時用有功能性的眼罩或圍著頸部的圍巾，一夜好眠等於都在保健。當頸部的大動脈是溫暖的，才能讓送往腦部的血液量增加，繼而眼睛周圍的血液循環跟著變好。所以在冷氣房裡在頸部圍上圍巾，就是減輕眼睛的負擔。

體溫提升法(泡澡療法) 腦內血流順暢,可以提升人體免疫力和基礎代謝率。大腦和身體都是暖和後功能就變得活潑。人

的體溫每升高攝氏1度,代謝就增加7%,免疫力就可以提升37%。浸泡41度上下的熱水澡大約15分鐘,讓身體微微出汗,每週2至3次, 助於增加腦血流量,提升體溫和免疫力,所以有機會就應該多多泡澡泡湯。體溫上升還有助於熱休克蛋白 (Heat Shock Proteins, HSP,又稱熱激蛋白)分泌增加,修復細胞,預防青光眼、白內障、視網膜剝離。

黑暗治療

保護「亮視力」+提昇「暗視力」 夜行訓練,是為了視力,也是為了整體健康。當前光害嚴重, 讓褪黑激素無法分泌,導致失眠與其它病症,這種研究已經非常多了,這就是白燈發明後文明病增加的原因。白天照藍光,會刺激松果體分泌,人會感到興奮、有活力;但是晚上若繼續照藍光,會抑制褪黑激素分泌,導致睡眠障礙,並有增加男性罹患攝護腺癌、女性罹患乳癌的疑慮。5百萬錐狀神經白天工作,晚上就該休息;1.4億桿狀暗神經,在晚上及黑暗中才啟動。整天都在強光下的現代人,沒機會用到強大眾多的暗細胞,殊為可惜。我們要保護「亮視力」,少看手機電腦;要提昇「暗視力」,多處於黑暗中。要勤做眼訓、閉眼照太陽、減少使用手機、降低手機亮度、降低室內光線、睡眠時燈光要全暗。入夜後還要工作的人,熬夜在所難免,就讓藍光干擾身體在夜晚原本要進行的「暗黑工程」,就要

特意安排「黑暗治療」的時間。睡眠一定要充足，很多人即使有充足的睡眠，但仍感到疲勞。原因有許多，比如潛在的噪音，比如臥房不夠黑。唯有睡在完全黑暗的環境中才會讓身體生產讓你放鬆的褪黑激素，才能有更深沉,更有清新力的睡眠。

暗室打坐

精通冥想藝術的而東方的西藏修行者或印度的瑜伽士，主張最好的休息其實是有意識的休息,而不是被動的休息或不徹底的睡眠。所以打坐時的超然放鬆的狀態，強調的就是全身

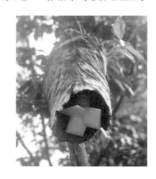

的真正放鬆，包括眼部。因此有過經驗的人就懂得，打坐1小時可能比睡得不安穩的10小時都來得好。放鬆的力量是非常強大的，完全的放鬆，就能讓身體、眼球自然回到它最佳的運作狀態。

@司馬庫斯部落無藍害三瓣燈

讓萬物也可以在黑暗中休息

2019年7月，周卓煇教

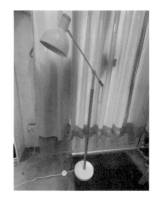

教授為了幫助「上帝的部落/司馬庫斯部落」維持生態，在「夕陽小路」安裝了300台生態友善、無藍害燭光OLED三瓣燈。它們的造型自然，融入生態的朽木燈罩，取代過去讓昆蟲們受害的有害光源。昆蟲不再飛向充滿藍光的路燈而燙死，星星的光芒也不再被路燈掩蓋。除

了裝了將近90座特色路燈外，也裝在100多間小木屋的屋簷下，旨在除了「人可以休息」之外，也讓「萬物可以休息」，讓夜空、銀河不再遭受藍光汙染。此舉連美國「國際太空站」的固態照明計畫負責人George Brainard也特地來台取經。因為這種夜間燈光不含藍光，所以體內褪黑激素能正常分泌，有效避免癌細胞產生，有助於人類健康，也有助大自然的昆蟲。

善用工具

低週波電流(經皮刺激器)運動 ▌自己做眼球運動，往往無法觸及的內在肌肉，可借助低週波技術。現代人看東西的時候,用到的

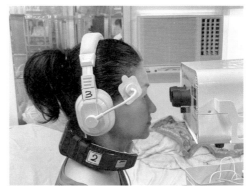

眼部肌肉其實非常少。應用不同的方式多轉動眼球,多鍛鍊眼部肌肉，低周波是工具之一。這種儀器可幫助三叉神經與睫狀肌進行鬆弛運動，若同步配合瞳孔縮放訓練、眼球360度轉動及縮放訓練，就能啟發自我療癒能力，使眼球恢復原有的調節功能。

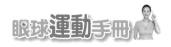
【亮眼運動工具清單】

名稱	功能	價格
1 亮眼眼罩	活化眼周血液循環	$1,200元
2 單孔墨鏡	訓練黃斑部	$2,000元
3 七龍珠	調整斜視	$500元
4 亮眼太陽燈	「閉眼照太陽」運動專用 （是工具也是居家落地燈）	$4,500元
5 石墨烯筋膜拉提棒	放鬆眼周肌肉	網路上有售
6 亮眼儀	幫助眼球運動	$88,000元

訂購 & 亮眼儀服務 專線： 陳主任 0912442233

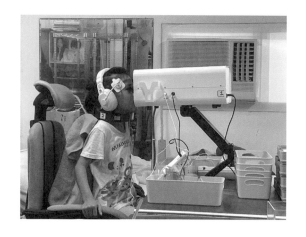

善用眼球運動儀器(亮眼儀)

不管是按照貝茲方法，還是梅爾史乃德的運動法，都須要足夠的理解及貫徹毅力，但坦白說，常人很難有堅持的毅力。梅爾史乃德為搶救他的視力，每天在屋頂做10次「閉眼照陽光」練習，花3個小時做「掌敷」練習。苦練了1年，他在17歲半時，第1次看到鼻尖上白紙的黑色字母時，忍不住嘔吐了。在學會掌敷之前，他可憐的眼睛每分鐘會不由自主地轉動300次，想想這是多麼地痛苦。但他堅持掌敷動作(把手搓熱,輕柔地放在眼圈上來觀想黑暗)，用這個簡單的動作來幫助緩和並放鬆他的眼睛，3個月後讓他的眼球不由自主的轉動次數下降至每分鐘60次。「閉眼照陽光」的練習溫暖了他的眼睛，教他的瞳孔學會了「看」……這是何等巨大的努力？而一般人能嗎？小孩、老人能嗎？眼睛運動須要耐心才能完成，沒辦法理解眼球運動的小孩或老人，沒有耐心的人怎麼辦？靠意志力太累了。所以一定要想辦法設計出讓人容易堅持的眼球保健法，方便法門就是要借重儀器，《亮眼儀》就因此而誕生。不管你的年紀是3歲還是80歲，找出時間、運用工具來改善視力是當務之急。

5歲時大腦的可塑性當然比75歲的大腦來得高，所以搶救視力要趁早，要善用工具，要「隨時都不嫌晚」「不怕慢，只怕站」的信念及行動。

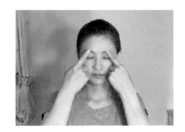

★「眼球運動」教學、演講通告&《眼球運動儀器(亮眼儀)》

　諮詢專線：陳主任　0912442233 /line

4 亮眼行動

不做低頭族

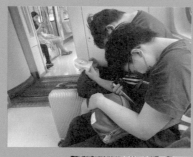
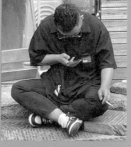
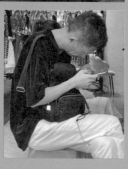
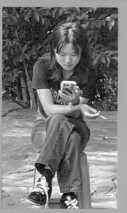

護眼觀念總整理：

別用健康換錢：別讓世界變黑白 ▌

理念先行，護眼行動一定要先有觀念，才能支持我們貫徹眼球運動及保健工作。目前我們的眼睛還沒有進化適應3C工具，因此出現各種眼疾，但3C工具無罪，是我們使用過當、過長、過度。用命換錢或只是為了娛樂而「中獎」得到白內障、視網膜剝離、黃斑部病變……而讓世界變成黑白或灰白，這是多麼可怕的事。因此及早預防、未雨綢繆就特別重要。

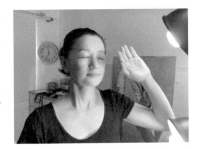

預防重於治療 ▌

老生常談，是真理。眼睛迫切需要的不是眼鏡與藥物，而是健康的使用方法、營養及傷害最低的人工照明。2020年日內瓦《世界衛生組織》官方報告：全球至少有22億人視力受損或失明，其中至少有10億人的視力損傷問題本可預防。台灣有近6萬的視障人，中途失明者約佔87%，將近5萬人。這些數字說明了，若有效預防，眼疾數字是可以大幅降低的。

【眼疾已是文明病】過去阿茲海默症、動脈硬化、腫瘤、肝硬化之慢性肝病、慢性阻塞性肺病、2型糖尿病、心臟病、慢性腎衰竭之腎炎、骨質疏鬆症、中風及肥胖症被定義為文明病（都市病、富貴病）。當前居冠的疾病已是32%的人的「全身痠痛」；30%「肥胖/水腫」；22%的人得「3C眼」。文明病的清單，已重新定義了：眼疾高居第3名。

白內障成全球眼疾：藍光把水晶體「烤熟」成不透明蛋白 ▌

特別要再提醒，致盲眼病第一名已由白內障已取代沙眼，就因為藍光紫光把水晶體烤熟成不透明的蛋白，我們一定要預防。

無聲無息、不可逆轉、買不到替代品 ▌

眼疾的可怕，在於它過程中無聲無息，惡化迅速，除了人工水晶體、眼角膜外，沒有一個眼球「零件」是「買」得到的。

眼腦並用、用進廢退：多動腦就是訓練眼力 ▌

「視物」和「思考」其實是同一件事，訓練視力就是訓練大腦。護眼就是護腦，護腦就是護眼。讓眼睛和大腦維持年輕，變年輕，是健康的不二法門。

愛美先護眼：養顏先動腦 ▌

老花眼出現，是鞏膜的膠原蛋白流失，同樣的現象也會表現在臉部上。大腦老化的程度會呈現在臉部及皮膚上，因為皮膚和大腦都來自外胚葉。臉部老化，就是大腦老化，「老臉」「老花」是腦部老化反映在眼睛和皮膚上的結果，且腦部的老化速度先於快於眼睛和皮膚的老化。面孔看起來比實際年齡衰老？你要趕緊護眼護腦。

「時間感」：視力影響壽命 ▌

「現在幾點了?」你能夠不看鐘錶說出正確的時間嗎?科學實驗早已證實：一旦失去視覺能力,人就會即刻喪失時間感。視線變得模糊後，連同時間的感

覺也有如一片朦朧。過一天算一天、糊里糊塗地一天過著一天的心態，代表你的人生開始倒數。

生活習慣決定視力健康 ▋

在電器產品尚未普及，還沒有捷運汽車機車等交通工具來代步時，做什麼都得要靠自己，步行、做家事等，常常運動到身體，在當時勞動運動是融入日常生活中的，但現代生活很少活動運動量，又讓人固定在桌前電腦前，形同火上加油。

視力可以復建 ▋

過去認定的常識：年過20歲腦細胞就會不斷死去，一旦失去便無法再生腦細胞。但實驗證明，就算是年過70，只要給予適當的訓練一樣能夠再生。視力再生也是一樣，可藉由適當方法、刻意鍛鍊就能強化而獲得改善。花錢去健身房有意識地做肢體運動，目標是讓肌肉得到鍛鍊而結實，眼部的肌肉也是如此。大腦有學習和適應的能力，學習能力是記憶能力(眼睛將「可以清晰視物」不斷傳輸給大腦，而存入記憶中)，而適應能力則是習慣變化的順應能力(大腦將清晰影像訊息做出反應)。善用這兩種大腦機能，可以讓視力回復正常。改變用眼習慣，加上有意識的眼球運動，視力可以回復。

心想事成 ▋

不管多大的年齡，都不可停止學習及變化。要訓練眼睛把眼前影像看清晰，接著大腦和眼球就會合作「看得清楚」。不要接受視茫茫的感覺，不要認為老花眼是正常的老化現象，而放任老花眼自由發展。

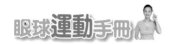

視力保健，有哪些一定要做的事？

關於生活

用眼守則：成人30-10&兒童20-20-20&3個直角

改變使用眼睛的時間長度及頻率，每次近距離用眼不可超過30分鐘，30分鐘後一定要休息5至10分鐘。眼睛須要血液循環、淚液滋潤、充份氧氣，不要讓它們乾渴枯燥。訓練兒童青少年良好讀寫習慣，要依照「20-20-20」法則：每隔20分鐘，遠眺20英尺(5~6米)遠方(最好是綠色)20秒時間。讀寫要保持「1拳1寸1尺」「3個直角」姿勢，尤其要保證每天2小時戶外活動。每年至少檢查1次視力，若已出現近視，需盡早就醫，不可有「等等再看」的心理。

注意瞳孔是否能正常收縮

視力檢測：許多人的瞳孔已不會縮放了。人死時瞳孔才會徹底擴散，在此之前，瞳孔應該是隨時能收放自如的，要靠眼球運動來訓練瞳孔。

要經常完全眨眼睛

千萬不要「目不轉睛」。每眨一次眼睛，眼瞼眼皮就要放下來一次，讓眼睛形成一層薄薄的淚膜來滋潤眼球，才不會得乾眼症。

要像護膚、刷牙一樣護眼

護膚、刷牙已是大眾的習慣，但愛眼護眼卻沒有成為習慣。要像愛美容一樣地愛眼護眼，要感恩珍惜視力堪用的每一天，每天早上擦護膚品、刷牙，晚上

敷面膜時，也做眼球運動就對了。每天持續、為它花時間(眼球運動)、花錢(運用適當儀器、營養品)。

好好呼吸：提供足夠氧氣 ▎ 全身耗用的氧氣，眼睛和大腦就佔了1/4，要保持良好的視力以及眼睛和大腦的活力，就必須養成深呼吸的習慣，隨時提供它們足夠的氧氣。

補充水分 ▎ 人體70%是水，尤其眼睛最怕缺水。

做好保暖 ▎ 不要喝冰水、吹低空調、貪涼穿清涼的衣物，要促進血液循環。

看電視的距離要合宜 ▎ 必須是電視畫面對角線的3到7倍的距離。

看電腦手機的距離要合宜 ▎ 與視覺目標保持至少40公分以上的距離。

正確姿勢 ▎ 坐著看書看電腦，站著看手機的姿勢都要正確，不要低頭。絕對禁止行走間看手機的惡習，這種行為有害健康又超級危險。

正確坐姿 ▎ 坐時保持「3個直角」：上臂與前臂呈直角，腰部與雙大腿呈直角，雙大腿和雙小腿呈直角。坐姿端正，要用看

書架、電腦架、手機架等工具，把電腦或手機架高至與頭部同高度、不讓頭臉向下曲折視線的位置上。

走路要抬頭 ▐

視線要比平常稍微抬高一點點(大約下視20度)，抬頭挺胸、挺直腰背的走路姿勢，立即改善肩頸的緊張，又能讓更多的血液流向眼部和大腦，同時心情也會跟著一起「向上提升」。走路要抬頭，眼觀四方。注意安全為要，手機裡的內容不重要。

視線要在眼睛的水平線向下20度 ▐

以正確的姿勢正對電視機和電腦螢幕，千萬不要躺著看電視、或從側邊的角度來看東西，這樣會加重單隻眼睛的負擔，容易造成斜視、或壓迫水晶體而帶來散光、亂視。

用看遠看綠來休息 ▐

每30分鐘就應休息5分鐘以上，用看遠看綠來休息。要選擇看得到遠與綠的地方居住。在螢幕上看風景，得到的是「藍光」而非綠能。

綠能效應 ▐

一定要多看綠色的景物，要經常透過窗子或出外多看遠處綠色植物，或在室內窗前有邊養植物。綠光有益人體，讓眼睛舒服。

解決血液循環問題 ▐

外科醫師的感嘆：西化飲食加菸酒的病人的血管硬化嚴重到連手術時手術刀都不好操作了。血液循

環障礙造成的近視合併症：青光眼、白內障、視網膜剝離、乾眼症、飛蚊症⋯⋯都是因為血管硬化脆化、血液質量低而引發。老化來自血液,只要血液潔淨,血管自然強壯。眼睛內部極微小的血管裡若塞滿了代謝廢物,當然導致血流障礙;如果神經所需要的營養和氧氣補給中斷，就會導致視神經受損而成為青光眼。解決血液循環問題，要靠勤做眼球運動。

每日積極持續做眼球運動 | 最重要的，也最有效的，就是隨時做眼球運動。除了停止過度用眼之外，還要鍛鍊眼力。除了讀書工作時不得已要直視前方的書本、文件、螢幕以外，其它時間眼睛就要不停地轉動。隨時眨眼睛，使用完眼睛就立即做眼球運動。真正的康復是一點一滴出現的，勤奮地練習，讓它們成為你生活的一部分，不要的曝十寒，前功盡棄。

要「足浴」也要「眼浴」 | 要解決眼睛的血液、養分循環障礙，就必須讓血液流通於眼睛才能阻止眼底變質。在家裡自己要常做：淋浴眼浴法、熱敷，當然最有效的「眼浴」就是做「眼球運動」，比如眼睛日光浴(閉眼晒陽光)。

速讀也是眼球運動 | 年輕的人不妨去學習速讀，它是提升腦內視力的訓練，它用加速眼球的轉動來加速閱讀的速度，速讀的技術，可活化眼球及大腦。

利用聽力強化視覺 | 說故事給小孩聽，而不是叫他看書

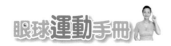

本、繪本、卡通、電視節目。因為聽覺會強化影像的鮮明度,所以要善用聽力來提升腦內視力,進而強化視力。

讓眼球休息 要讓眼睛看得清楚,就要讓它有足夠的休息。正如我們常說的:「休息,是為明天」,讓眼睛休息,它才能明日、餘生繼續為你工作。未渴先喝水,眼睛疲勞前就一定要休息,疲勞時更要立即有效休息。

充足睡眠 醒著的時候眼睛經常處於動的狀態,眼睛想要得到徹底休息除了睡眠之外別無他法,再忙也要讓自己睡足7個小時。晚上10點後至深夜2點這段時間一定要熟睡。睡眠時候人體自然會分泌多種修復細胞、眼睛和大腦細胞的荷爾蒙(包括褪黑激素)。我們需要促進身體修復、保持年輕的成長賀爾蒙,就一定要在睡眠時段熟睡。

睡覺要仰臥 防範重力壓力也是護眼對策的重要一環。趴著睡覺,和低頭向前看書、寫作業、打電腦都會因為重力作用造成眼軸(眼球的長度)拉長,加速近視與散光進行。

多按摩 按壓眼球溝槽可刺激眼睛分泌養分,可使用各種按摩法,因為按壓眼球溝槽可以刺激房水分泌,而房水負責提供養分和氧氣給角膜和水晶體。坊間也有各種先進的按摩器,效果更佳。

正確吸取眼睛需要的營養 要由天然食物或保健品攝

取眼睛需要的葉黃素、花青素等必要營養，比如枸杞、綠蜂膠、白藜蘆醇、決明子、葉黃素……不攝取有害眼睛大腦的食物。成長期要補椎須要的營養，等到老了、病了再來補是沒有用的。

接觸自然 人類來自大自然，讓眼睛看青山綠水。白天享受光線，晚上擁抱黑暗，兩者兼顧，我們才會健康與幸福。3C產品是為了工作，使用要適度。由「落後」地區移居到「都市」的人，原本很好的視力，很快就會眼鏡不離身，因為視疾就是環境病。唯有接觸自然，眼睛才會健康。

刺激大腦：多外出、多社交 多刺激大腦有助於視力的改善，要盡可能多出門走動、和人說話或者是戶外運動。

多穿色彩鮮豔的衣服,多看色彩鮮豔的東西 用心思在穿著打扮上，這和鍛鍊身體一樣都是恢復大腦活力的必要方法。鮮豔的色彩一面讓自己顯得更年輕,更有活力，一面刺激大腦。家中的布置最好也能選擇鮮豔的色彩，牆上掛顏色明亮的畫作，經常插大紅大綠的鮮花更好。

防範生理食鹽水滋生細菌 經常發炎的隱形眼鏡族要注意，傷害眼睛的是那大罐的食鹽水，因為打開後就進空氣，使用中它早就滋生大量細菌。食鹽水並沒有消毒的功能，只有清理的功能，用它來洗淨隱形眼鏡的同時你卻被細菌感染了。所以要用一條條小包裝的食鹽水，一天就用一條才安全。

慎選護眼產品 ▌ 小心成份不足或不實的護眼產品，反而有害眼睛。

找良醫 ▌ 健康靠自己，有病靠醫生。要找整體療法的醫療工作者及專業有愛心的眼科醫生來照顧你。

關於檢測

視力檢測要測「靜止視力」+「動態視力」▌

「蘭多爾特環視力表」只檢測出我們的「靜止視力」，還要檢測「動態視力」，才是「完整」的「真正視力」。

每年定期眼睛檢查至少1~2次 ▌ 把牙齒、眼睛的定期

檢查排入固定年度行程。應每半年做一次眼睛檢查，尤其定期眼底檢查不可免。眼底是人體健康的縮影，全身性疾病都可以從眼底檢查盡早一窺病情，提早預防避免惡化。

關於光源

選對時段享受日光浴 ▌ 紫外線並非有百害而無一利，紫

外線具有防治細胞老化的作用，適度的出門接受陽光的洗禮。要選對時間曬太陽，上午6點到10點、下午4點到5點最合適。

注意光源的量及方向 ▌ 大環境的光源要適當，小環境的

光源最好來自左後方。

使用害處最少的人工光源：遠離不良光源 ▌

看書時光線要適當,不可太暗與太亮,讓光源從左後方來。近距離的、桌前的鹵素燈、臺燈、日光燈、包括LED 燈都已經被證實了對於眼睛的水晶體、玻璃體，視網膜都有傷害，立即換掉所有藍光及紫外線強的光源。目前害處最小的人工光照「CCFL冷陰極管燈泡」，在未普及前價格較貴。

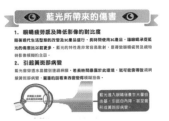

注意大環境裡的光害：「職業傷害」 ▌

小心藍光與紫光，主持人、直播者、攝影師、錄影師、字幕後製者、賣場工作者……須要為他們裝置無光害的光源。要選擇沒有「藍漏」「閃頻」的健康光源，比如CCFL冷陰極螢光燈具。

自備健康光源 ▌

如果環境的光源不良，若公司沒有改換光害較小的燈的計劃的話，沒關係，你就趕緊自己準備一盞全光譜健康低藍光紫光的燈具在你的辦公桌上。

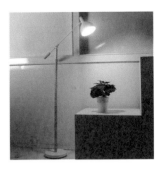

要戴抗藍紫光鏡片來預防病變 ▌

藍光光害會造成「視力模糊」，用3C產品時，一定要配戴濾藍光和抗UV鏡片來對抗有害光線。

要適度戴太陽眼鏡

平時不須戴太陽眼鏡,除非已有眼疾。戴太陽眼鏡只是消極的預防,若不正確(沒有遮掉藍光)的鏡片,往往反而遮掉了其它的重要光線。我們的視網膜就是「太陽眼鏡」,唯有眼睛暴露在全方位的自然光明線與黑暗中,才能發揮它們的最高和最佳功能。讓適量的光線、讓精確的光量進入瞳孔,讓瞳孔更加堅強而不懶散,它才可以開合得更好,才會在任何情況下都可以看得更清楚。很少人知道,裝置人工晶體會剝奪了我們老化後、原本水晶體的天然抗藍光機制。

常用眼罩

隨身帶著眼罩。在車上、旅行中休息,在白天午睡時都可戴著眼罩,一有機會就讓眼球享受全黑的放鬆及減少眼球承受的光害,這比單純閉眼更徹底讓眼睛休息。

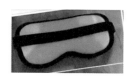

隨時做「閉眼晒陽光」運動

建議每天做「閉眼晒陽光」運動。在等捷運、坐別人的車或計程車時,只要身邊有陽光就做這個運動,這是訓練瞳孔、保持眼睛活力的最有效的方法。

全黑睡眠

即使開著小燈,眼睛就算閉著,也會受到光線的刺激,因而無法充分休息。務必養成習慣,在睡覺時,把所有的燈全部關掉、在完全黑暗的狀態下睡覺。

善用夜行訓練

在全黑的環境中夜行活動40分鐘,能讓你的瞳孔放大9倍,能訓練周邊視力活化。我們的眼睛,要光明也

要黑暗，要啟動暗視覺。

視力保健，有哪些一定不要做的事？

不要用力瞇眼睛&揉眼球 ▌ 要眨眼，不要瞇眼，因為水晶體會混濁而產生白內障，就是因為水晶體長期被擠壓，所以不要用力瞇眼。不舒服時許多人就用力搓揉眼球，這都是給眼睛壓力。

別再誤以為戴眼鏡就是解決眼疾 ▌ 你的「裸視」，就是真實的視力。別再誤以為視力出問題，不斷換鏡片就是照顧眼睛。都說配眼鏡是「矯正」，其實鏡片完全沒有「矯正」治好你的問題，它是幫你看得見而已。別再鴕鳥埋沙，只能用改善光源、眼球運動、補充營養來改善視力。

勿用廉價眼鏡 ▌ 市面上便宜眼鏡大為盛行，讓人省時、省荷包,從長遠角度來看,你蒙受的損失其實更大。

不要「目不轉睛」 ▌ 眼神專注定睛「目不轉睛」不是好事，是災難。我在主持「早安今天」晨間新聞節目時，發現做一個主播，必須要有不眨眼、定睛不動的工夫，還好沒有練成功。因為健康的眼睛是經常要轉動、要眨眼的。健康的看，是命令眼睛經常飄出螢光幕。與人談話時，眼神不要固定才好，不該為了表示專注而一直直直盯著對方看。

停止做「低頭族」 ▌ 要保持從正面(向下20度)看東西。頭臉一再向前傾，會讓腦部、眼部缺營養、缺血和氧氣。頭往前1吋，脖子就多承重9公斤。若用60度角看手機時，頭的重量就成了27公斤，角度愈大，頸部的壓力會愈重。有愈來愈多的病患在30歲就頸椎退化長骨刺，骨刺年輕化，原因之一就是長時間低頭打電腦看手機。

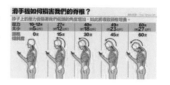

吃飯時不要看手機 ▌ 別讓眼睛連用餐時間都得不到休息。

不要做自拍狂魔&卡拉OK大王 ▌ 自從手機取代了照相機的功能後，社會上就多了一種人種：拍人拍景加自拍的狂魔。走到那裡都要拍，隨時要拍，拍自己拍朋友，也拍菜、風景……重複的畫面不停地拍。「拍時容易刪時難」，回家後要花數倍的時間整理照片及「後製作」，這都是大量看螢幕的壞習慣。卡拉OK看歌詞字幕，上網購物逛商場……這就是並沒有上班的人也得眼疾的原因。

不可長期定焦 ▌ 長期被巨光直射，讓眼球一直處於緊張狀態，會造成眼球視細胞的壞死，讓水晶體增加厚度，這都是身體為了要滿足你的需求而產生的應變措施。發生不舒服及度數加深，就是眼睛在求償，應立即求醫，千萬別變本加厲的不斷地加重它的負荷。

不可過亮或過暗 ▌ 各式各樣新穎的燈光上市，居家和公共場合都藏著藍光。宣稱環保省電的燈具讓環境強光越來越普遍，藍光傷害也因此來自四面八方。注意，當環境照明條件不足時，你盯著看的螢幕強光更有火上加油的傷害性。

絕不在黑暗中看3C產品 ▌ 眼科醫生警告我們，我們不會在黑夜裡把手電筒直照我們的瞳孔，卻會在房間直視手機，且直視很久。想要快點得到黃斑部病變？方法很簡單，就是在很暗的地方一直看手機或電腦，比如在很暗的車上、暗巷、電影院；或燈光故意設計得較暗甚至閃耀的夜店、酒廊、舞廳、茶室裡看手機電腦，讓藍光照單全收，送光害給角膜、虹膜、水晶體、玻璃體、視網膜、黃斑部。

走路時絕不看手機 ▌ 手機嚴重影響我們的日常生活，甚至有關生死。有知名企業家在知名飯店一面看手機一面下樓梯摔死；有人看手機過馬路被撞傷撞死；有更多的人是一面開車一面看手機而肇事；太專注看手機走路而撞到電線桿或跌跤，那更是常事。

不要在搖晃的車子中看書看手機 ▌ 避免造成散光及近視。

印刷品、電腦、手機上的字體不可太小 ▌ 字體放大讓閱讀舒適為宜。

不必看的資訊絕對不看 ▌ 不要把人生有限的眼力用在

沒有價值的東西上面。別人的對錯，不必明查秋毫，要學鄭板橋的「難得糊塗」，從此成為寬厚的人。討厭的人，不再浪費時間去看；討厭的事情，不再放在心裡；請只看可愛、有趣、漂亮又有正能量的東西。你非看不可的連續劇，但過了3天你就說不出劇情；你熱衷的搞笑短視頻，有看沒看根本就與你的人生健康、財富一點關係也沒有的，都不要再看。這些資訊你試著一個星期完全不看，你的人生一點兒影響都沒有，決不要再為無價值的資訊透支你的寶貴眼力。

不可在白天陽光強烈時滑手機 ▌ 因為太陽紫外線易

經手機螢幕反射入眼，再加上手機原有的藍光,恐
使視網膜雙重受損更為嚴重。

慎用散瞳劑 ▌ 眼睛需要營養，不喜歡用

藥，小心後遺症。

慎用眼藥水及藥物 ▌ 使用多種眼藥水的間隔時間、用

量、儲存安全、還有同時服用其它病症藥物的加乘衝突。病急亂投藥，重病用猛藥的習慣，會造成連鎖反應，小心給藥不當與濫用藥物造成不必要的眼疾。

不可繼續吸菸 ▌ 菸有百害而無一利。抽菸會導致眼睛累積

重金屬而阻礙血液循環，並增加眼球細胞的氧化效應，進而對眼睛造成損害並引發黃斑部病變。

不可過量飲酒 ▋ 適量飲酒有益，多了就有害。

別讓肥胖導致視力不良 ▋ 肥胖會使血壓升高，進而損害眼睛血管，導致視力變差。

絕不熬夜 ▋ 很多罹患壓力性近視和散光的人，都有睡眠不足的問題。熬夜會累積疲勞與壓力、造成情緒起伏。若體內時鐘的節奏被破壞，褪黑激素和血清素的分泌就會紊亂，有可能就陷入睡眠障礙，帶來憂鬱症等心理疾病。我們需要促進身體修復、保持年輕的成長賀爾蒙，該睡時就一定要熟睡。

不要用刺激眼睛的美妝品 ▋ 凡是會刺激眼睛的美妝品都不要用，以免傷害眼睛。

不要選擇傷害眼睛的職業 ▋ 職業決定你的工作環境及內容，決定你的健康，決定你的視力指數。如果你的職業讓你要待在光害強烈的空間，讓你要持續面對強光、藍光，你就要考慮了。

不要穿讓血流不暢的服裝 ▋ 因為我們的現代工作形式及衣著設計讓血流不順，要穿寬鬆的衣鞋。

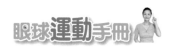
《結論》

沒有了視力，彩色世界變黑白，或全黑。「健康不是一切，但沒有健康就沒有了一切」「預防重於治療」……老生常談。我們的眼睛都被生活所需的3C螢幕所操控,要維護眼睛健康，就必須知道如何與光害和平共處。別讓「靈魂之窗」成為「身體之瘡」，沒有人願意有眼疾，沒有哪個父母樂見兒女未「成龍成鳳」，先成「四眼田雞」。大幅減少國小學童視力不良的情形，根本之道還是預防，要教育孩子遠離有光害的光源及錯誤的用眼方式，這是每個父母及教師的責任。

《亮眼行動》

《眼球使用手冊》與《眼球運動手冊》出版的目的，是要提醒大家遠離眼疾的3部曲(遠離有害光源+養成正確使用眼睛的方法+眼睛需要的營養)。我們的具體目標與行動，是在2年內推廣《亮眼眼球運動》及《偏鄉視力行動車(眼球健身房)》來幫助至少2萬名學童遠離近視弱視，這個目的與目標，期盼與父母、教師一起來完成。

王忠輝 (《亮眼儀》研發人)

陳艾妮 (眼球運動志工)

2023年9月4日

亮眼行動

亮眼行動車(巡迴偏鄉、學校、工廠、企業)

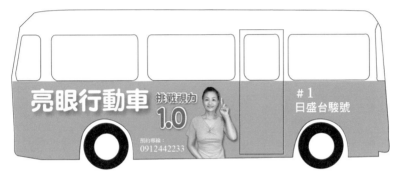

亮眼行動車　挑戰視力 1.0　#1 日盛台駿號

預約專線：0912442233

召集

1 《眼球運動》推廣志工
2 《亮眼行動車》助理
3 《亮眼行動車》眾籌

父母、老師、學生、
上班族 一起來：

挑戰視力 1.0

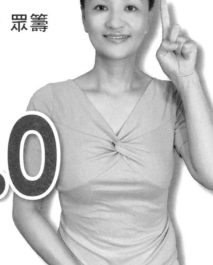

2年幫助2萬名學童擺脫近視&弱視

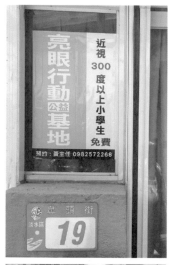
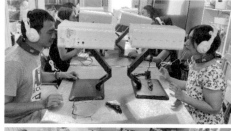
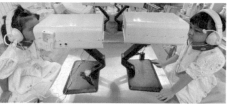
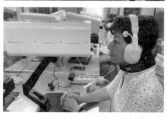
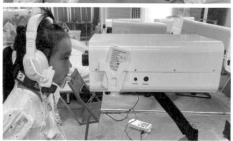

❶ 亮眼儀體驗/30分鐘

　　近視300度以上學童免費(僅收清潔材料費)

　　【地點】亮眼行動(公益)基地/新北市淡水區鼻頭街19號

❷ 眼球運動講座&教學

預約/報名專線：
陳主任 0912442233
黃主任 0982572268